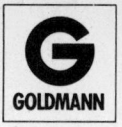

GOLDMANN

W0180332

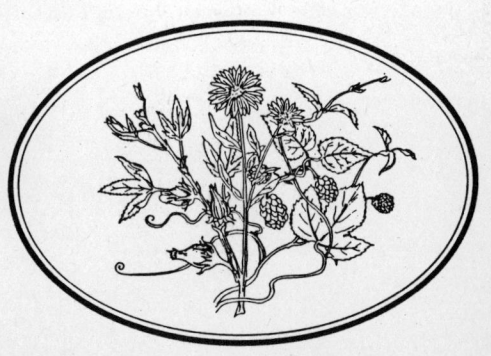

Buch

Im Mittelalter machten es sich die Nonnen zur Aufgabe, die Heilempfehlungen aus der medizinischen Literatur der Antike zu erforschen, abzuschreiben und mit eigenen Erkenntnissen zu ergänzen. Die Ordensgeistlichen widmeten sich, nicht zuletzt um ihr Wissen praktisch zu erproben und zu erweitern, immer mehr der Krankenbetreuung. In Klöstern entstanden die ersten Hospitäler, in denen zunächst nur kranke Klosterinsassen, später auch Arme, Alte und Pilger mit Hilfe der in Klostergärten angebauten Arzneipflanzen gepflegt und geheilt wurden.
Viele der Therapieempfehlungen haben auch heute noch – nach genauesten Untersuchungen in modernen Labors – ihre Gültigkeit. Antje-Katrin Kühnemann hat die wichtigsten, seit alters her bekannten Heilpflanzen, die auch in der Klostermedizin Anwendung fanden, in diesem Buch zusammengetragen und die wirksamsten Zubereitungsarten und Einnahmevorschriften angegeben.

Autorin

Dr. Antje-Katrin Kühnemann, Ärztin und Journalistin, wurde vor allem bekannt durch ihre Tätigkeit als Moderatorin der Sendereihe »Die Sprechstunde« im Bayrischen Fernsehen.
Zu ihren Veröffentlichungen zählen die Bücher »Die Kühnemann-Diät«, »Dr. Kühnemann Trenn-Kost«.

Dr. Antje-Katrin Kühnemann

Geheimnisse der Klostermedizin

Kräuter, Säfte, Tees
Rezepte und Ratschläge

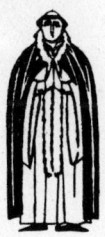

GOLDMANN VERLAG

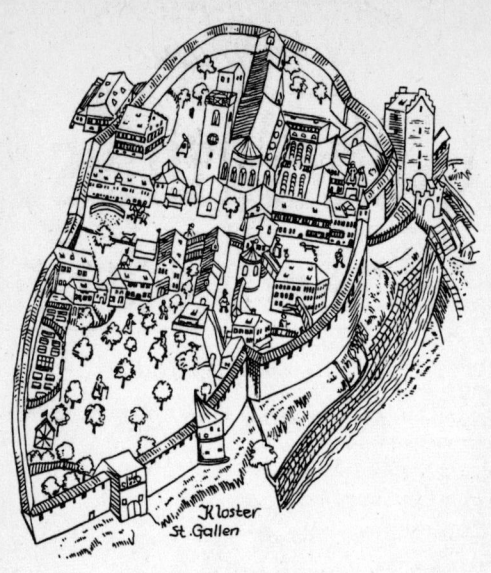

Kloster
St. Gallen

Made in Germany · 6/86 · 1. Auflage
© 1986 by Goldmann Verlag, München
und Script Medien Agentur GmbH, Grünwald
Umschlaggestaltung: Design Team München
Satz: IBV Satz- und Datentechnik GmbH, Berlin
Druck: Elsnerdruck, Berlin
Verlagsnummer: 10990
Lektorat: Ursula Walther/C.R.
Herstellung: Peter Papenbrok
ISBN 3-442-10990-6

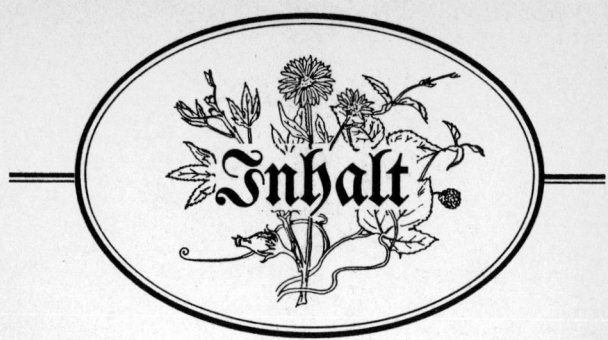

Inhalt

EINFÜHRUNG

WAS WIR GEGEN STRESS TUN KÖNNEN

WENN SCHNUPFEN UND GRIPPE UMGEHEN

WENN DER SCHLAF NICHT KOMMEN WILL

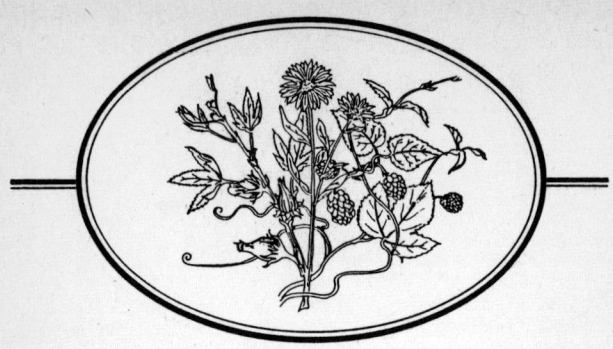

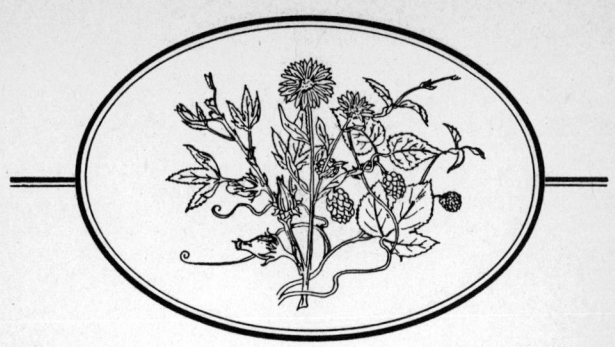

HEILENDE GEWÜRZE AUS DEM KLOSTERGARTEN

REGISTER

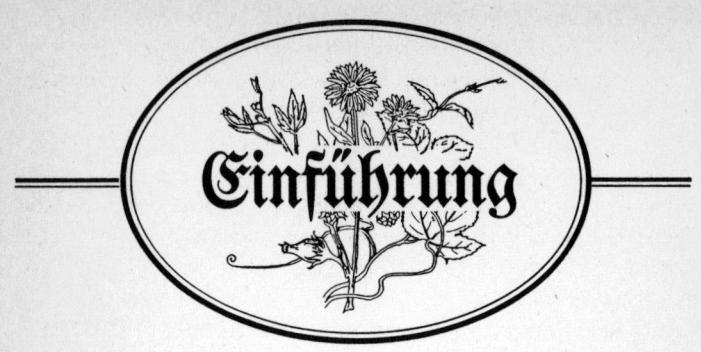

Klostermedizin im Computer-Test

Viele Rezepte gegen Krankheiten und Gesundheitsstörungen
wurden uns von gelehrten Nonnen und Mönchen aus Urväter-
zeiten überliefert. Wendet man sie heute an, ist ihr Erfolg oft ver-
blüffend. Mit diesen Therapie-»Wundern« befaßten sich Wissenschaftler der Münchner Universität. Sie wollten herausfin-
den: Wie vernünftig und richtig sind die Empfehlungen aus den
Klöstern aus heutiger Sicht?
Sie führten deshalb ein ungewöhnliches Experiment durch – mit
Hilfe modernster Computer. Zuerst speicherten Datenerfasser
die Inhaltsstoffe von Heilpflanzen, von denen in den zum Teil
jahrhundertealten Schriften der Klostermedizin die Rede ist; danach fütterten sie den Computer mit bestimmten Textstellen aus
uralten Büchern mit Therapievorschlägen.
Die Auswertung des so zusammengestellten Datenmaterials
brachte ein für viele überraschendes Ergebnis. »Zu 80 Prozent
waren die Therapievorschläge richtig: Damals wurden Heilkräuter verordnet, die tatsächlich zum Beispiel zellwachstumshem-
mende Wirkstoffe enthalten«, erklärte Professor Hildebert Wagner, Chef des Instituts für Pharmazeutische Biologie, der die Untersuchung durchführte.

Heute stellen wir Ärzte anhand der Erfahrungen, die wir mit natürlichen Heilmitteln gesammelt haben, fest, daß die Therapievorschläge der Mönche und Nonnen wirkungsvoll waren. Ausgewählte Kräuter – manche von ihnen im Mittelalter zum ersten Mal in Klostergärten angepflanzt – können tatsächlich helfen, Krankheiten zu heilen.

Aber wie ist es eigentlich zu erklären, daß das Wissen um die Heilkräfte aus der »Apotheke Natur« gerade aus der uns weitgehend verschlossenen, so mystisch erscheinenden Welt der Klöster zu uns gedrungen ist?

Und wie können wir die Erkenntnisse der Nonnen und Mönche heute für uns nutzbar machen? Was können wir für unsere eigene Gesundheit daraus lernen?

Auch Ordensfrauen studierten schon an Hochschulen Medizin

Zunächst waren Klöster früher die einzigen Orte, an denen Kranke behandelt wurden.

Das Mönchstum hat seine ersten Anfänge in Ägypten. Schüler von Antonius dem Großen (251–356) bildeten die ersten Einsiedlerkolonien in der Wüste. Es waren die ursprünglichen Vorläufer der Klöster.

Aus überlieferten Dokumenten wissen wir, daß viele Mönche den Arztberuf ausübten. Sie sammelten Pflanzen, bereiteten sie nach dem Wissen der antiken Ärzte zu und entwickelten deren Lehren weiter.

Als sich nach den Regeln von Basilius dem Großen, dem Vater der griechischen Kirche (329–379), die auch im Abendland entstehenden Klöster den Dienst am Kranken zur Ordensaufgabe machten, konnten immer mehr Menschen von der Klostermedizin profitieren.

Die Benediktiner – die nach den Regeln des heiligen Benedikt von Nursia lebenden Nonnen und Mönche – begannen bereits im sechsten, siebten Jahrhundert mit der Krankenbetreuung. Erst wurden nur kranke Ordensmitglieder gepflegt, später übernahm der Orden auch die ärztliche Versorgung von Pilgern, Armen und Alten. Andere, später gegründete Orden folgten dem Beispiel der Benediktiner.

Die Geistlichen der Klöstergemeinschaften waren bis ins erste Drittel des 12. Jahrhunderts hinein Heilkundige, die ihr Wissen und ihre Kunst anwandten. Die Orden besaßen berühmte Hochschulen, an denen die größten Ärzte der damaligen Zeit lehrten; auch gelehrte Klosterfrauen wurden angesehene Medizinerinnen.

Die Ärzte von damals, denen noch keine künstlich hergestellten Pillen und Tabletten zur Verfügung standen, behandelten und heilten mit Pflanzen. Die Bemühungen der Klöster um die Heilpflanzenkunde standen in engem Zusammenhang mit den theoretisch-wissenschaftlichen und praktischen ärztlichen Aufgaben der Mönche, die zum Beispiel ein Bestandteil der Benediktiner-Ordensregel waren. So entstanden im Jahre 820 gleichzeitig mit dem St. Gallener Klosterplan die ersten Hospitäler und Klosterapotheken sowie die Anlagen systematischer Arzneikräutergärten.

Die berühmteste Benediktinerin, die viele, auch heute noch von manchen Ärzten angewandte Natur-Rezepte hinterließ, war die heilige Hildegard von Bingen. Sie lebte von 1098 bis 1179, gründete das Kloster Rupertsberg bei Bingen und hinterließ neben ihren mystischen Werken zwei medizinische Bücher. In einem davon beschrieb sie mehr als 200 Kräuter unter medizinischen Gesichtspunkten.

Nach 800 Jahren
ist die »Hildegard-Medizin« für Ärzte wieder aktuell

Die erhalten gebliebenen Empfehlungen der Hildegard von Bingen haben heute noch, im Zeitalter der modernsten Labormedizin, ihre Gültigkeit. Es ist erstaunlich, daß die Äbtissin schon in so früher Zeit zu solch fundamentalen Erkenntnissen gelangte. Es gibt in der Bundesrepublik eine Ärztegruppe, die ihre Patienten heute streng nach den Regeln dieser »Hildegard-Medizin« behandelt.

Manche Forscher sind überzeugt, daß die Nonne ihr Wissen auf übersinnlichem Wege aus dem Jenseits empfing. Andere glauben, daß Hildegard von Bingen das damalige Wissen der arabischen medizinischen Hochschulen kannte, schriftlich niederlegte und eigene Erkenntnisse hinzufügte.

Woher auch immer die Heilige ihr medizinisches Wissen bezog, die von ihr hinterlassenen Rezepte haben heute noch ihren Wert für unsere Heilkunde.

Das gleiche gilt auch für die Erkenntnisse weniger bekannter Nonnen und Mönche, die den Erfahrungsschatz der griechischen, arabischen und römischen Mediziner bewahrten und weitergaben – angereichert mit ihrem Wissen um die Wirkung von Heilpflanzen aus der »Apotheke der Natur«.

Dieses Buch – ein Leitfaden für Ihre Gesundheit

Ein neues Arzneimittelrecht, das bis 1990 auch für Heilpflanzen den Nachweis der Unbedenklichkeit und Wirksamkeit vorschreibt, hat dazu geführt, daß – erstmals in der Medizingeschichte – die Inhaltsstoffe der seit Urzeiten auch in der Kloster-medizin verwendeten »Phytopharmaka« überprüft wurden. Gleichzeitig wurden die zweckmäßigsten Einnahme- und Zube-reitungsvorschriften ermittelt.

Die wichtigsten habe ich in diesem Buch zusammengetragen. Es soll mehr als ein interessanter Rückblick auf die »Medizin von gestern« und ein Ausblick auf die »Naturmedizin von heute« sein – ein Leitfaden für die Erhaltung oder Wiederherstellung Ih-rer Gesundheit mit Hilfe der von gelehrten und fleißigen Non-nen und Mönchen überlieferten Klostermedizin.

Die bei den verschiedenen Heilpflanzen unter der Überschrift »Dosierung« angegebenen Einnahme-Empfehlungen gelten als Richtlinien. Sie sollten sich in jedem Fall von Ihrem Arzt über die Menge und Dosierung von Heilmitteln beraten lassen.

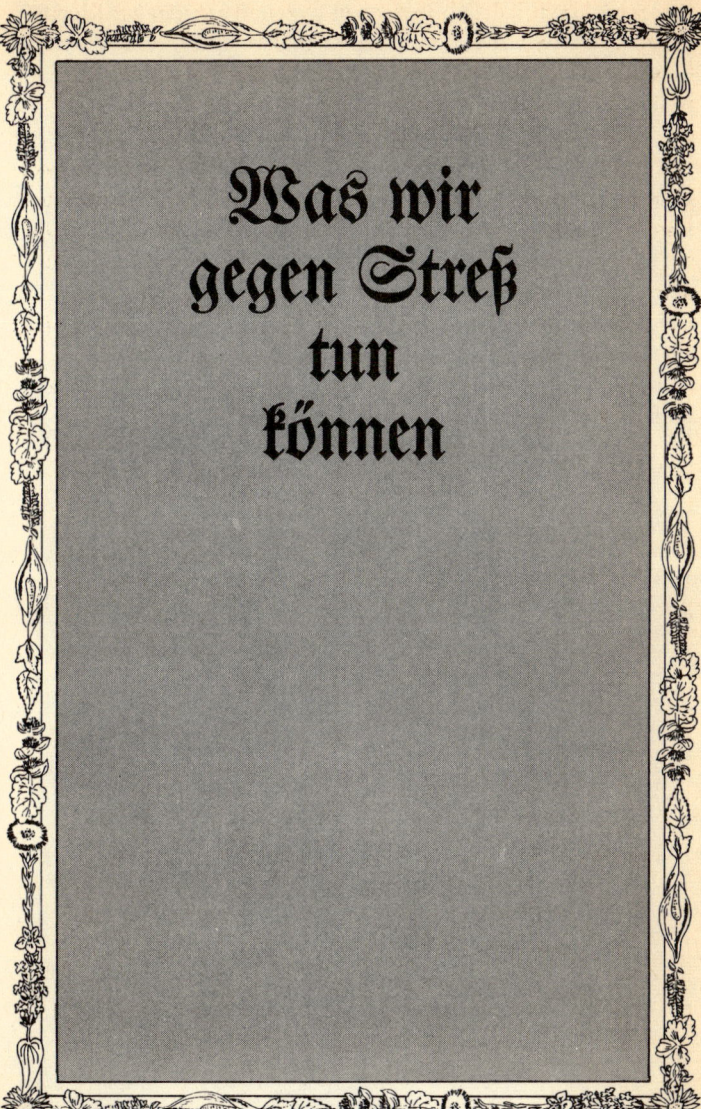

Was wir gegen Streß tun können

Die ungeheure Fleißarbeit
der Mönche

Als Streß haben die alten Mönche die ungeheure Fleißarbeit nicht empfunden, der sie sich – oft ihr Leben lang – unterzogen. Zum einen kannten sie das Wort Streß nicht, das erst von unserer hektischen Neuzeit geprägt wurde. Zum anderen konnten sie diese Arbeit leisten, ohne dem Lärm und anderen belastenden Einflüssen ihrer Umwelt ausgesetzt gewesen zu sein. Dennoch brauchten sie gute Nerven.

Heute, in unserer so modernen Computer-Zeit, kann man es sich kaum vorstellen, wie mühselig es für die Mönche des Altertums und Mittelalters war, medizinisches Wissen zu erwerben und für die Nachwelt schriftlich festzuhalten.

Da ihnen weder Druckmaschinen noch Kopiergeräte zur Verfügung standen, mußten sie die aus der Antike überlieferten wissenschaftlichen Werke zunächst übersetzen und dann Wort für Wort, Buchstabe für Buchstabe abschreiben.

Man muß sich vorstellen, daß ein Benediktiner-Mönch pro Jahr etwa 50 Bände zu je 300 Seiten lesen mußte. Die wichtigsten Stellen daraus wurden von ihm analysiert und auf die Bedeutung für die Weitergabe untersucht. Danach schrieb er die Passagen ab – oft, bis die Finger schmerzten. Damals hieß es dann auch: Jemand ist »fleißig wie ein Benediktiner«.

Allerdings hatten die Nonnen und Mönche Zeit und Muße, sich ohne Ablenkungsmöglichkeiten mit den wissenschaftlichen Werken gründlich zu befassen. Die Regeln des heiligen Benedikt von Nursia, dessen Orden die größte Bedeutung für die Medizin und die Krankenpflege im frühen Mittelalter hatte, schrieben zum Beispiel vor, daß die Angehörigen des Klosters eigentumslos, keusch und absolut gehorsam lebten. »Wer den Oberen gehorcht, der gehorcht Gott«, sagte Benedikt.

Die gewaltige und gewissenhaft durchzuführende Abschreibearbeit fand in abgelegenen Räumen der Klöster statt, den sogenannten »Scriptorien«. Hier arbeiteten die Mönche in aller Stille. Sie durften nicht gestört werden. Ein Bibliothekar führte die Aufsicht und kontrollierte sehr kritisch den Fortgang der Arbeit.

Ein großer Teil der so mühsam angefertigten Manuskripte ging später durch Kriegswirren und Brand verloren. Was übrigblieb, ist eine Brücke von antiken Erkenntnissen zu unserem heutigen Wissen. Allein der Mönch Reginbert aus dem Kloster Reichenau, der im Jahre 846 starb, schrieb in seiner 40jährigen Tätigkeit als Bibliothekar 42 umfangreiche und sehr inhaltsreiche Bände ab, »unter Beachtung strengsten Stillschweigens«. Diese Bücher, die Reginbert und seine abschreibenden Ordensbrüder hinterließen, waren kleine Kunstwerke, die heute noch durch ihre Präzision und Gestaltung imponieren und von Sammlern sehr begehrt sind.

In erster Linie befaßten sich die Klosterangehörigen mit theologischen Werken. Medizinische Schriften wurden hauptsächlich für die praktische Arbeit der Mönchsärzte »kopiert«. Auf diese Weise konnte verhindert werden, daß das alte Wissen um Heilmittel für immer verlorenging.

Viele der Erkenntnisse, die uns durch die Abschreiber in den stillen Klosterstuben überliefert wurden, gehen vermutlich auf die Werke des Hippokrates zurück, des berühmten Arztes der Antike, der von 460 bis 377 vor Christus lebte. Auf dem Umweg über die Araber, die zur Zeit des Oströmischen Reiches Gelegenheit hatten, Wissen über die griechische Heilkunde zu sammeln, die Erkenntnisse neu ordneten und ergänzten und an den großen Universitäten in Spanien, Ägypten und im Osten des gewaltigen Reiches lehrten, kam das Wissen in die Klöster Mitteleuropas.

Eine exotische Pflanze
gegen »Herzweh«

Zu den Überlieferungen der Ordensbrüder gehören auch die Erkenntnisse über eine exotische Heilpflanze, die aus dem fernen China oder aus Hinterindien herangeschafft werden mußte: Galgant.

Zur Zeit der Hildegard von Bingen war Galgant Hauptbestandteil einer Mischung, die auch Pfeffer und andere Heilkräuter enthielt und mit der die Klosterärzte »Herzweh« behandelten. Streßfolgen, sagt man heute.

Der modernen Labormedizin gelang jetzt eine überraschende Entdeckung: Sowohl Galgant als auch Pfeffer enthalten tatsächlich herzwirksame Stoffe. Ein darin befindliches ätherisches Öl kann die Verklumpung jener Blutplättchen verhindern, die beim Herzinfarkt an einer geschädigten Gefäßwand ein Blutgerinnsel, einen Thrombus, bilden und so Herzgefäße verschließen können.

Gegen die Überbeanspruchung, unter der auch und gerade die Menschen des Mittelalters zu leiden hatten – unvorstellbare Hungersnöte quälten sie, es gab Kriege und Seuchen, die ganze Landstriche verödeten –, setzten die Klöster auch Heilpflanzen aus unserem Kulturkreis ein.

Melisse

Der medizinische Gebrauch dieser Heilpflanze mit den vielen therapeutischen Möglichkeiten geht bis in die Antike zurück.

Schon 300 vor Christus wurde die Melisse von Theophrast von Eresos, einem Schüler des Aristoteles, erwähnt. Und der Grieche Dioskurides beschrieb die Heilkräfte in seiner berühmten Schrift »materia medica«.

Genannt wurde die Melisse auch »Bienenkraut«, denn Bienen

hatten eine besondere Vorliebe für dieses Heilkraut. »Diejenigen, welche nicht wollen, daß sie ihnen aus den Körben entfliehen, pflegen allwegen ihre Bienenstöcke mit Melissenblüten einzureiben...« heißt es zum Beispiel bei Melchior Sebitz dem Älteren, der 1579 in Straßburg »Sieben Bücher von dem Feldbau und vollkommener Bestellung eines ordentlichen Mayerhofes oder Landgutes« veröffentlichte. Der aus dem Griechischen stammende Name »Melisse« dürfte erst um diese Zeit für das »Bienenkraut« übernommen worden sein. Sebitz nennt als Anwendungsgebiet auch: »Melissenkraut macht das Herz fröhlich und die traurigen Geister von schweren melancholischen Gedanken und Phantasien frei...«

In Deutschland taucht die Melisse erstmals in einem Anbauplan für Heilpflanzen in Bauerngärten auf, den Karl der Große ausarbeiten ließ. Und 300 Jahre später finden wir sie in der »Physica«, der Schrift der schon erwähnten heiligen Hildegard von Bingen. Sie nannte die Melisse »binsug« (Bienensaug) und sprach ihr die »Kräfte von 15 anderen Kräutern« zu. Paracelsus, der große Arzt (1493–1541), sah in ihr den Inbegriff der Natur. Er sagte:»Merket Euch, daß nicht nur das Böse für unseren Körper geschaffen ist, wie Gift und Opiate, sondern auch das Gute, das unser Leben so stark beschützt wie Gold und Melissa.«

Die Heimat der Melisse ist der östliche Mittelmeerraum. Seit Jahrhunderten wird sie aber im gesamten Mitteleuropa – bis nach Norwegen – kultiviert. Die Pflanze wird knapp einen Meter hoch und blüht weiß von Juli bis September. Sie hat einen zitronenähnlichen Geruch (zerreiben Sie mal ein Blatt zwischen den Fingern!). Die jungen Blätter und Triebspitzen werden kurz vor der Blütezeit gesammelt. Man sollte sie nicht länger als ein Jahr lagern, da sie mit der Zeit ihre Wirksamkeit verlieren.

Hauptwirkstoffe der Melisse sind ätherische Öle, deren Bausteine sogenannte Terpene, organische Säuren und andere Stoffe sind, die beruhigend auf das vegetative Nervensystem wirken. (Siehe auch »Melissengeist«, Seite 104.) Die alten Ärzte kannten weder die Inhaltsstoffe der Pflanzen, noch hatten sie Möglichkeiten, die Heilwirkungen im Laborversuch zu testen.

Teilweise waren sie dem Aberglauben verfallen, so auch selbst Paracelsus, der die sogenannte Signaturlehre schuf. Sie besagte, daß man bereits aus der Form und Farbe von Steinen, Pflanzen und anderen Heilmitteln schließen kann, bei welchen Krankheiten sie helfen. (»Natur zeichnet jegliches Gewächs, das von ihr ausgeht, zu dem dazu es gut ist. Also haben auch die Formen alle ihre Arznei so in ihnen ist. Hat sie die Form der Füße, so ist sie für die Füße, hat sie die Form der Hände, so ist sie für die Hände...«)

Melissenblätter sind herzförmig. Daraus schlossen die Mediziner vor Jahrhunderten, daß sie vor allem bei Herzbeschwerden wirksam sind. Und in der Tat: Neuere Laborversuche ergaben, daß bestimmte Wirkstoffe der Melisse bei nervösen Herzstörungen – wie sie etwas durch Streß hervorgerufen werden – helfen können.

Heute setzt man Melisse bei Streßfolgen wie Unruhe, nervösen Herz-, Magen- und Kopfschmerzen, Abgespanntheit und Angstzuständen ein. Man wendet sie wegen ihrer Wirkung gegen Bakterien und bestimmte Viren, außerdem bei Grippe und Erkältungen an.

Empfehlungen für häusliche Anwendungen:
Das getrocknete Kraut wird als Tee getrunken. Gegen das nervöse Herz, den nervösen Magen und Einschlafstörungen hilft besonders gut ein abendliches Melissenbad, das zweimal pro Woche genommen werden sollte.

Im *Melissengeist*, der auch äußerlich angewendet werden kann – ich gehe im Kapitel »Kräutergeister, Magenbitter und Klosterliköre« noch ausführlich darauf ein –, sind die Wirkstoffe der Heilpflanze in besonders konzentrierter Form enthalten.

Dosierung:
Für den Tee werden zwei Teelöffel Melissenblätter mit einer Tasse kochendem Wasser übergossen. Nach zehn bis fünfzehn Minuten abseihen und trinken.

Für das Bad entweder das fertige Badeöl nehmen oder 50 bis 100 Gramm frische Melissenblätter mit einem Liter kaltem Wasser übergießen, zum Sieden bringen, nach 10 Minuten abseihen und dem Badewasser zusetzen.

Wirkung:
Melisse wirkt beruhigend, entspannend, schmerz- und krampflösend, schleimlösend und blähungstreibend. Ihre Inhaltsstoffe bekämpfen außerdem Bakterien und Viren.

Nebenwirkungen:
Keine bekannt.

Gegenanzeigen:
Keine bekannt.

Wechselwirkungen mit anderen Medikamenten:
Bisher sind keine bekannt.

Rosmarin

Karl der Große förderte den feldmäßigen Anbau der aus den Mittelmeerländern stammenden Heilpflanze, doch sie wurde auch wild gesammelt. Der Jesuit Friedrich von Spee (1591–1635) aus dem Geschlecht der Spee von Langenfeld, der als Moraltheologe mutig den Hexenwahn bekämpfte (er hatte in Franken die Aufgabe, zum Tod verurteilte vermeintliche Hexen und Zauberer auf ihrem letzten Gang zum Scheiterhaufen zu begleiten), verewigte den Rosmarin und seine Kraft (»Nur wenige Kräuter kommen ihm gleich«) in seiner Sammlung geistiger Lieder.
Seit alters her ist Rosmarin zugleich Schmuck der Bräute. »Wir haben sie gekränzet mit Rosmarin, weil sie soll Braut und Jungfrau sein...« dichtete August Friedrich Christian Vilmar (1800–1868).
Vielleicht soll der zugleich beruhigende und belebende Effekt

der Pflanze das Liebesglück der Braut beständig halten.

Ein spätes Liebesglück mit Hilfe des Rosmarin fand angeblich auch Elisabeth, Königin von Ungarn. Nach einer Legende aus dem 16. Jahrhundert gab ihr ein Engel ein Rezept, das aus in Alkohol destillierten Rosmarinzweigen sowie aus Lavendel und Majoran bestand. Man nannte es später das »Wasser der Königin von Ungarn«. Mit seiner Hilfe soll es der 72jährigen Elisabeth gelungen sein, temperamentvoll »wie eine Junge« den König von Polen zu verführen, der sie daraufhin – leidenschaftlich verliebt – zur Frau nahm.

Der Rosmarinstrauch kann bis zu 2 Meter hoch werden, man erntet die oben glänzenden und an der Unterseite filzig behaarten Blätter kurz vor der Blüte, die im März bis Mai stattfindet. Die Inhaltsstoffe des Rosmarin – ätherisches Öl, Harze, Gerb- und Bitterstoffe – wirken auf Kreislauf und Nervensystem tonisierend, das heißt: anregend und belebend. Ideal also für Menschen, die gestreßt, überarbeitet sind und unter Schwächezuständen leiden. Wegen der durchblutungsfördernden Eigenschaften ist Rosmarin auch ein gutes Mittel bei niedrigem Blutdruck (Hypotonie), Nervenschmerzen, Kopfschmerzen und Rheumatismus. Nach neuen Untersuchungen hat das ätherische Öl in der Pflanze eine hormonartige Wirkung. Naturärzte setzen sie deshalb auch bei Regelstörungen weiblicher Patienten ein.

Empfehlungen für häusliche Anwendungen:
Für die innere Anwendung Tee oder zur Herzstärkung nach Streß oder Krankheit 30 Rosmarintropfen auf Zucker nehmen. Für äußere Anwendungen (Rheumatismus, Kopfschmerzen) empfehlen sich Salben und Rosmarinspiritus, die man am besten am Wochenende nehmen sollte, um eine längere Bettruhe anschließen zu können.

Dosierung:
Für den Tee zwei Teelöffel getrocknete Blätter mit einer Tasse kochendem Wasser übergießen, zehn bis fünfzehn Minuten ziehen

lassen, durch ein Sieb seihen. Morgens und mittags eine Tasse frisch gebrühten Tee trinken.

Für ein Vollbad 50 Gramm Blätter mit $1/2$ Liter heißem Wasser übergießen, dreißig Minuten ziehen lassen, abseihen und dem Bad zusetzen.

Wirkung:
Fördert die Durchblutung, kreislauf- und nervenanregend, regt die Verdauung an und ist menstruationsfördernd.

Nebenwirkungen:
Keine bekannt.

Gegenanzeigen:
Keine bekannt.

Wechselwirkungen mit anderen Medikamenten:
Bisher keine bekannt.

Salbei

»Wieso stirbt ein Mensch, in dessen Garten Salbei wächst?« schrieben im Mittelalter die Ärzte der berühmten »Schule von Salerno«.

Die Frauen im alten Ägypten tranken Salbei, um fruchtbar zu werden. Die alten Römer, die der Pflanze aus dem Mittelmeerraum wahre Wunderkräfte zuschrieben, nannten sie das »rettende Kraut«.

Als im 17. Jahrhundert Diebe in Toulouse in die Häuser von Pestkranken eindrangen und sie plünderten, rieben sie sich vorher mit einer Mixtur ein, deren Hauptbestandteil Salbei war. Deshalb blieben sie angeblich von der Seuche verschont. So schilderten sie es jedenfalls der Obrigkeit, die – so heißt es in einer Überlieferung – die Diebe wegen der Preisgabe ihres Geheimnisses nicht dem Henker auslieferte.

Der Salbei wächst als buschiger Strauch, der ca. 80 Zentimeter hoch wird. Er hat grausilbrige Blätter und violette Blüten. Die Pflanze schickt ihren aromatischen, würzigen Geruch nur aus, wenn die Sonne scheint. Nur dann sollte man Salbei auch pflükken.

Die Inhaltsstoffe des Salbeis sind: ätherisches Öl sowie Gerb- und Bitterstoffe. Man schreibt ihnen stärkende Kraft für abgearbeitete, unter Streß stehende Menschen zu, die unter nervöser Erschöpfung leiden, aber auch für Schüler und Studenten mit Prüfungsangst. Salbei, so heißt es, bringt vom Streß Geplagte wieder in Harmonie mit sich selbst.

Salbei hilft aber auch bei Magenstörungen, Durchfall und Blähungen, Appetitlosigkeit und Katarrhen der oberen Luftwege. Pfarrer Kneipp bezeichnete den Salbei, der die Drüsentätigkeit günstig beeinflusse, als »Lebenselixier par excellence«. Salbei wirkt schweißhemmend und unterstützt die Heilung von Entzündungen am Zahnfleisch, im Mund- und Rachenraum.

Empfehlungen für häusliche Anwendungen:
Tee- und Salbei-Tinkturen für die innere Anwendung. Tinktur: dreimal täglich 20 Tropfen. Unverdünnt nur für äußere Anwendung. Bei Insektenstichen frische Salbeiblätter auflegen. Salbei eignet sich auch zum Spülen und Gurgeln bei Erkältungen und zur täglichen Mundpflege.

Dosierung:
Für den Tee einen Teelöffel getrocknete Salbeiblätter mit einer Tasse kochendem Wasser übergießen, kurz ziehen lassen, abseihen. Täglich zwei Tassen trinken – auch kalt. Zum Mundspülen zwei Eßlöffel mit 1/2 Liter kochendem Wasser übergießen, abkühlen lassen und filtern.

Wirkungen:
Salbei reguliert Nerven und Kreislauf, wirkt keimhemmend, auswurffördernd, zusammenziehend und schweißhemmend.

Nebenwirkungen:
Vorsicht: Salbei kann den Blutdruck erhöhen.

Gegenanzeigen:
Keine bekannt.

Wechselwirkungen mit anderen Medikamenten:
Sind bisher keine bekannt.

Johanniskraut

Johanniskraut ist ein uraltes Heil- und Zaubermittel. Unsere Urahnen nannten es auch »Hexenkraut«. Sie pflückten es in der Johannisnacht, um sich so vor Hexen, Gespenstern und Blitzschlag zu schützen.

Der Arzt Paracelsus erkannte schon früh seine nervendämpfende Wirkung. Daß Johanniskraut zur Beruhigung und zum Einschlafen taugt, wußte schon Walafried Strabus (808–849), der ab 838 als Abt auf der Klosterinsel Reichenau im Bodensee wirkte. In einem Gedicht – dem »Hortulus« – behandelte er 23 Heilkräuter aus den einzelnen Klostergärten.

Johanniskraut, das ramponierte Nerven und traurige Stimmungen aufhellen kann, wächst an Wegrändern und auf trockenen Wiesen. Hält man die Blätter gegen das Licht, so erkennt man kleine helle Punkte, die wie Löcher wirken und typisch für das Johanniskraut sind: die Öl- und Harzdrüsen. Ebenso typisch: der zweikantige Stengel. Der blutrote Farbstoff der Blätter tritt hervor, wenn man sie zwischen den Fingern zerreibt.

Heute gilt die Pflanze als Balsam für Erschöpfung, für alle, die an Streß, Überreiztheit, Depressionen und Schlafstörungen leiden. Nach Untersuchungen der Wirkstoffe des Johanniskrauts – ätherisches Öl, Hypericin, Harzsubstanzen, Flavonoide und Gerbstoffe – wird sie zunehmend auch in der wissenschaftlichen Therapie eingesetzt.

Angewendet wird Johanniskraut des weiteren bei Gallenstörungen, Durchfall, Magen- und Darmkatarrhen und Regelschmerzen.

Pflücken sollte man die oberirdischen Triebe am besten, wenn das Johanniskraut in voller Blüte steht: an »Johanni«, das ist der 24. Juni. Man schneidet sie in Büscheln und trocknet sie für den späteren Gebrauch als Tee.

Empfehlungen für häusliche Anwendungen:
Um wirkungsvoll den Streß und Streßfolgen – wie Überreiztheit und nervöse Störungen – oder depressive Stimmungen bekämpfen zu können, sollten Sie Johanniskraut als Tee, in Tropfen- oder Drageeform kurmäßig über längere Zeit nehmen, etwa für die Dauer eines Vierteljahres. Dabei die Geduld nicht verlieren – besonders bei depressiven Verstimmungen.

Dosierung:
Für den Tee einen Eßlöffel getrocknetes Johanniskraut mit einem Viertelliter Wasser überbrühen, fünf Minuten ziehen lassen, abseihen. Morgens und abends eine Tasse trinken – immer heiß und frisch gekocht.
Johanniskrautextrakt kann man fertig in der Apotheke kaufen. Die tägliche Dosis der Tropfen, die man unverdünnt einnimmt, ist auf dem Beipackzettel angegeben.

Wirkung:
Johanniskraut wirkt entspannend und nervenberuhigend. Es reguliert bei Durchfall die Darmtätigkeit.
Während einer Kur mit Johanniskraut sollte man sich nicht starker Sonnenbestrahlung aussetzen. Die Hypericinstoffe können Reizungen der Haut auslösen.

Nebenwirkungen:
Unter Lichteinwirkung Hautreizungen.

Gegenanzeigen:
Keine bekannt.

Pestwurz

Wenn der nervöse Streß auf den Magen schlägt, kann die Pestwurz helfen, eine Heilpflanze, die früher eine große Rolle spielte, aber im ausgehenden Mittelalter völlig in Vergessenheit geriet. Erst vor 100 Jahren wurde sie wiederentdeckt. Die Kelten haben die Pestwurz – wie Funde beweisen – den Toten im Hallstätter Salzberg mitgegeben. Sie sollte für die Verstorbenen auch im Jenseits ihre »Zauberkräfte« entfalten. Pedanios Dioskurides, der Militärarzt Neros, empfahl Pestwurzblätter fein zerstoßen als Umschlag gegen bösartige und krebsartige Geschwüre.

Johann Coler (1566–1639), ein Schlesier, der seinen Namen wie damals üblich für viele Bücher in »Colerus« latinisierte und der erste populärwissenschaftliche Autor in unserem Kulturkreis war, schrieb fälschlicherweise von der »Pestilenzwurz«: »Heilkraut gegen die Pest.« (Seine »Hausapotheke« wurde bis 1711 immer wieder aufgelegt.)

1885 entdeckten die Wissenschaftler Schladgenhauffen und Reeb die krampflösende und schmerzstillende Wirkung der Inhaltsstoffe. Inzwischen weiß man, daß die Schleim- und Bitterstoffe schleimlösend und reizmildernd wirken. Das hauptsächlich im Wurzelstock konzentrierte Petasin ist schmerzlindernd und krampflösend. Es gibt noch eine Vielzahl von weiteren Inhaltsstoffen, deren Wirkung jedoch noch nicht erforscht ist.

Die Pestwurz gehört zur Familie der Korbblütler und wächst auf feuchtem Boden. Wie bei Huflattich wird im Frühjahr zuerst der Blütenstiel ausgetrieben, auf dem sich die weißen, braunroten oder roten, in Dolden oder Trauben gruppierten Blüten entwickkeln. Erst danach kommen die großen, herzförmigen, an der Unterseite weißfilzigen Blätter. Es gibt zwanzig verschiedene Arten. Man sammelt die Blätter, wenn sie einen Durchmesser von etwa 8 bis 10 Zentimetern haben.

Teeaufgüsse aus getrockneten Pestwurzblättern bei Aufregungen, auch bei Erkältungen.

Dosierung:
Zwei Teelöffel mit getrockneten und zerkleinerten Blättern mit einer Tasse kochendem Wasser übergießen, zehn bis fünfzehn Minuten ziehen lassen, durch ein Sieb seihen und bis 3–5 Tassen über den Tag verteilt trinken.

Wirkung:
Pestwurz wirkt beruhigend, krampflösend und schmerzstillend. Bei Erkältungen auswurffördernd und reizstillend.

Nebenwirkungen:
Keine bekannt.

Gegenanzeigen:
Keine bekannt.

Wechselwirkungen mit anderen Medikamenten:
Bisher sind keine bekannt.

Dinkel

Die auch Spelt, Spelz oder Schwabenkorn genannte Pflanze gehört zur Gattung Weizen. Im Gegensatz zu diesem sind jedoch die Spelzen mit dem Korn fest verwachsen. Hildegard von Bingen bezeichnete Dinkel als das »beste Korn«, das »seinem Esser rechtes Fleisch und rechtes Blut, frohen Sinn und freudig menschliches Denken macht«. Besonders in Süd- und vor allem in Südwestdeutschland wurde dieses Getreide häufig angebaut. »Sie (gemeint sind die Bauern), die allein bauen Weizen und Korn, Dinkel und Habern...« heißt es zum Beispiel bei Hans Sachs (1494–1576).

Ein in Südwestdeutschland wirkender »Hildegard-Arzt« machte das Getreide, das wegen der etwas schwierigen Ernte keine größere Verbreitung gefunden hat, zu einer der Säulen seiner Heildiät. Und er berichtet über Erfolge auch in schwierigen Fällen. Dies wird von außerhalb des Hildegard-Bundes stehenden Medizinern allerdings mit Skepsis betrachtet. Schwere Krankheiten können natürlich nicht ausschließlich mit Diät geheilt werden. Sie müssen vom Facharzt behandelt werden.

Als Kräftigungsmittel, als Prophylaxe gegen Streß, ist Dinkel jedoch sicher empfehlenswert. Bei Gerichten, in denen unsere Küche im allgemeinen Weizen vorsieht, wird dieser einfach durch Dinkel ersetzt. Also bei Suppen, Brei, Keksen, Kuchen. Dinkelkörner gibt es in Apotheken, die auf »Hildegard-Medizin« spezialisiert sind.

Baldrian

Baldrian ist ebenfalls ein bewährtes Mittel der Klostermedizin bei Streßerscheinungen. (Ausführlich im Kapitel »Wenn der Schlaf nicht kommen will«, Seite 47.)

Wenn Schnupfen und Grippe umgehen

So sah es in den
ersten Klosterapotheken aus

Wenn es kalt wird, wenn der Schnee treibt, versuchen wir, uns mit dicken Mänteln, Schals und Pelzen vor Erkältungen und Grippe zu schützen. Die Nonnen und Mönche in den Klöstern des Mittelalters hatten es schwerer, mit dem Winter und seinen Gefahren für die Gesundheit fertig zu werden. Spartanisch und entsagungsvoll lebten sie in ihren ungeheizten Zellen.

Im Gegensatz zu den meisten ihrer Zeitgenossen standen ihnen Rezepte zur Verfügung, mit denen sie Erkältungen vorbeugen oder sie wirkungsvoll behandeln konnten.

So wußten sie von den Ärzten der Antike, deren Kenntnisse sie pflegten und weitergaben, daß man Erkältungskrankheiten zum Beispiel mit schweißtreibenden Mitteln zu Leibe rücken kann. In den Klosterapotheken stand dazu unter anderem der Holler oder Holder zur Verfügung – uns heute als Holunder bekannt.

Die Klosterapotheken im Mittelalter waren übrigens keine Apotheken im heutigen Sinne – bis zum 13. Jahrhundert war die »apotheca« ein Lagerraum, in dem Wein, Heilkräuter, Gewürze, aber auch Bücher aufbewahrt und verkauft wurden. In einem gesonderten Raum lagerten die getrockneten Teile von Pflanzen, die von den Klöstern aus dem Ausland bezogen oder im Klostergarten selber angebaut wurden.

Nach der strengen Ordensregel der Benediktiner, die Vorbild für die meisten anderen Orden wurde, waren die Mönche nicht nur zur Kultivierung des Landes und zum Gartenbau verpflichtet, ihre Aufgabe war es auch, sich der Krankenpflege zu widmen.

»Um die Kranken muß man vor allem und über alles besorgt sein, man diene ihnen demnach wirklich so, wie wenn man wirklich Christus dienen würde«, hieß es in Kapitel 26 der Ordensregel. »Es sei also eine Hauptsorge des Abtes, daß die Kranken von den Wärtern nicht vernachlässigt werden.«

Auch den mittellosen Kranken wurde geholfen

Selbst den ärmsten Fremden, der krank zu ihnen kam, mußten die Zisterzienser, die ebenfalls streng nach der Regel des Benedikt lebten, mit gebeugten Knien begrüßen und ihm die Füße waschen. Im Fremdenhaus des Klosters wurden die auswärtigen Patienten bis zu ihrer völligen Genesung gepflegt. Auch Geisteskranke wurden hier aufgenommen.

Es gab allerdings auch Mönchsorden, die ihre heilkundigen Ordensbrüder zur Behandlung der Kranken aus vornehmen Familien in deren Häuser schickten. Das zahlte sich für die Klöster aus, denn nicht selten erhielten sie große Schenkungen von dankbaren Patienten. Von der Kirchenleitung wurde die Reisetätigkeit der Mönchsärzte allerdings nicht gern gesehen. Papst Innozenz II. erwirkte auf drei Konzilien Verbote der Ausübung des Arztberufes durch Mönche, wenn damit ein finanzieller Gewinn verbunden war.

Einige Mönche traten daraufhin aus dem Kloster aus, um als Einsiedler zu leben und ihre ärztliche Tätigkeit ausüben zu können. Auch sie widmeten sich intensiv der Pflanzenkunde und sammelten Kräuter, mit denen sie ihre Patienten behandelten. Zahlreiche Heilpflanzen, die gegen Erkältungskrankheiten wirken, sind seither bekannt.

Holunder

Früher wurde der aus Südosteuropa stammende Holunder, auch Holder oder Holler genannt, als »türkischer Flieder« bezeichnet. Schon von alters her kurierten sich die Menschen mit den heilenden Kräften des Holunders, der als Busch oder Baum heute in Deutschland weit verbreitet ist. Im Garten gilt er als Glücksbringer. Nach einem alten Brauch darf er nicht mit einer

Axt geschlagen werden.

In der Klostermedizin ist er als Heilmittel schon lange bekannt. Auf beinahe dramatische Weise erfuhren die Nonnen des Klosters Reutberg (Oberbayern), was der Holunder bewirken kann. Im Jahr 1944 aßen die Nonnen ein giftiges Pilzgericht. Als sich die ersten Symptome der Vergiftung zeigten, versuchten die Frauen vergeblich, einen Arzt zu erreichen. Mit Holundermus, das sie kochten, konnten sie sich schließlich kurieren.

Die Holunderbeeren enthalten viel Vitamin C und andere Vitamine. In den Blüten und Blättern finden sich ätherische Öle und weitere Inhaltsstoffe (wie z. B. Alkaloide, Carotine, Phosphor, Kalzium, Kalium), die Erkältungskrankheiten wie Schnupfen, Husten, Bronchitis und Grippe wirkungsvoll bekämpfen können. Auch bei rheumatischen Beschwerden sind die Blüten ein gutes schweißtreibendes Mittel, das die Giftstoffe aus dem Körper schwemmt. Sie fördern schließlich auch die körpereigenen Abwehrkräfte.

Gepflückt werden sollten die Blütendolden zwischen Mai und Juli, die Beeren im Herbst.

Empfehlung für häusliche Anwendungen:

Tees von Blüten und Blättern helfen vorbeugend und heilend bei den meisten Erkältungskrankheiten. Rohe Beeren dürfen nicht gegessen werden!

Dosierung:

Einen Teelöffel Holunderblüten mit einer Tasse kochendem Wasser übergießen, einige Minuten bedeckt ziehen lassen, abseihen. Heiß trinken. Als Schwitzanwendung gegebenenfalls mehrere Tassen täglich, auch zusammen mit Fußbädern oder heißen Bädern mit Holunderblütensud.

Für das Mus zwei Kilogramm reife Beeren nehmen. Mit wenig Wasser etwa 1/2 Stunde auf schwachem Feuer kochen. 1/2 Kilogramm Zucker gut verrühren und mit dem Mus eindampfen. Teelöffelweise einnehmen.

Wirkungen:
Der Tee wirkt schweißtreibend, harntreibend, auswurffördernd, blutreinigend.
Das Mus reguliert den Stuhlgang. Äußerlich wird es als Umschlag für Beulen und Geschwüre angewandt.

Nebenwirkungen:
Vorsicht: Wer Probleme mit dem Kreislauf hat, sollte den Arzt über die Wirkung von Holunder befragen. Zuviel Holunder kann zu Durchfall oder Erbrechen führen! (Die Nonnen des Klosters Reutberg retteten sich allerdings so vor der drohenden Pilzvergiftung.)

Gegenanzeigen:
Keine bekannt.

Wechselwirkungen mit anderen Medikamenten:
Bisher sind keine bekannt.

Kamille

Sie ist die bekannteste und wertvollste Arzneipflanze. Die Kamille wächst als Unkraut wild auf Feldern oder wird in großen Kulturen angebaut. Schon Griechen, Römer und Germanen nutzten ihre Wirkung.
Für die Mönche des Mittelalters, die sich mit ihr bei ihren Abschreibearbeiten aus den Rezeptbüchern der antiken Ärzte befaßten, war es nicht einfach, deren Wissen um die Heilkräfte der Kamille weiterzugeben, da der Name der Pflanze oft mit verwandten Arten verwechselt wurde. Seit 1500 finden wir ausführliche Beschreibungen der Kamille in allen Kräuterbüchern – mit Anwendungsvorschlägen, die sich bis heute kaum geändert haben.
Der Kamille begegnen wir übrigens auch bei Shakespeare (der in seinen Werken viele Heilpflanzen erwähnt): »Wiewohl die Ka-

mille, je mehr sie getreten wird, um so schneller wächst...«
heißt es bei »Heinrich IV.«.

Und das geflügelte Wort »Olle Kamellen« hat auch etwas mit der Heilpflanze zu tun. Es kommt von »Alten Kamillen«, die durch zu langes Aufbewahren den Geruch und die heilkräftigen Inhaltsstoffe verloren haben. Ein Hinweis, daß Kamillentees nicht allzu lange aufbewahrt werden sollten. Erstmals gebraucht hat »Olle Kamellen« übrigens Fritz Reuter (1810–1874).

Die Blütenkörbchen der Kamille enthalten ätherisches Öl, das sich bei der Destillation blau färbt (Chamazulen u. a), Flavone und Schleimstoffe. Kamille wirkt äußerst mild, aber tiefgreifend. Ihre vielfältige Heilwirkung beobachten wir u. a. bei Erkältungen, Entzündungen der Mundhöhle und des Nasen-Rachen-Raums, bei Magen- und Darmbeschwerden, Koliken, Störungen im Leber-Galle-Bereich sowie bei Frauenleiden.

Allein in der Bundesrepublik sind Kamillenextrakte Bestandteil von über 100 Fertigarzneien. Als eine der ersten Pflanzen bekam die Kamillenblüte schon 1982 die sogenannte »Standard-Zulassung«, und zwar unter der Nummer 7999.99.99.

Empfehlungen für häusliche Anwendungen:
Teeaufguß aus Kamillenblüten. (Sogenannte »Ganzdrogen« oder Teebeutel renommierter Hersteller bieten die Gewähr, daß die Heilpflanzen noch über alle Inhaltsstoffe verfügen. Achten Sie darauf, daß Ihnen keine überlagerte oder mit Stengel- und anderen Pflanzenanteilen versetzte Ware gegeben wird.)

Dosierung:
Ein Eßlöffel voll Kamillenblüten mit einer Tasse kochendem Wasser übergießen, fünf bis zehn Minuten ziehen lassen und dann abseihen.

Empfohlen werden täglich drei bis vier Tassen frischer Kamillenteeaufguß bei Erkrankungen des Magen-Darm-Bereichs.

Bei Schleimhautentzündungen im Mund kann mit dem Teeaufguß mehrmals täglich gegurgelt werden.

Kamille eignet sich bei Erkältung und Husten auch zum Inhalieren. Zur Bereitung eines Dampfbades benötigen Sie ein bis zwei Eßlöffel Kamillenblüten, die mit heißem Wasser übergossen werden.

Wirkungen:
Die ätherischen Öle wirken entzündungshemmend, desinfizierend, schmerzlindernd, krampflösend, blähungsvertreibend.

Nebenwirkungen:
Empfindliche Personen reagieren auf Korbblütler, so auch auf Kamille häufiger allergisch.

Gegenanzeigen:
Keine bekannt. In der Monographie des Bundesgesundheitsamtes wird lediglich empfohlen, beim Spülen mit Teeaufguß diesen nicht im Bereich der Augen zu verwenden.

Wechselwirkungen mit anderen Medikamenten:
Bisher sind keine bekannt.

Huflattich

Ein anderes Heilmittel der Klostermedizin bei Schnupfen und Erkältung wächst als eine der ersten Pflanzen, wenn nach dem Winter der Schnee weicht: der Huflattich. Seinen Namen bekam er, weil die Blätter einem Hufeisen ähnlich sehen. Er beruhigt entzündete Schleimhäute.
Daß er ein Hustenmittel ist, haben die Mönche vermutlich aus arabischen, griechischen und römischen Schriften erfahren und bei der Anwendung bestätigt gefunden.
Blüten und Blätter enthalten einen hohen Anteil von saurem Schleim. Ferner finden sich in ihnen ätherische Öle, Gerbstoffe, Bitterstoffe und pflanzliche Säuren. Diese Wirkstoffe fördern den Auswurf bei Husten und Erkältung. Außerdem wirken sie

entzündungshemmend und stärken die glatte Bronchialmusku-
latur.

Sie sind heute Hauptbestandteil von Hustenmitteln und Asth-
ma-Medikamenten. Darreichungsformen sind Tees, Sirup,
Tropfen.

Man kann natürlich auch selbst die Grundstoffe für den Husten-
tee sammeln. Dabei sollte man aber darauf achten, daß die Blätter nicht verschmutzt oder – was in Stadtnähe möglich ist –
durch im Boden enthaltene Schwermetalle belastet sind.

Auch von Huflattichblättern gibt es schon einen Entwurf zu einer sogenannten »Standard-Monographie«, mit der nach dem
neuen Arzneimittelgesetz bis 1990 die Wirksamkeit und die Unbedenklichkeit aller Medikamente nachgewiesen werden muß.

Empfehlungen für häusliche Anwendungen:
Tee von Huflattichblättern wird zur Reizlinderung bei Schleimhautentzündungen im Bereich des Mund- und Rachenraumes
(Pharyngitis, Tracheitis), Heiserkeit und Bronchitis angewandt.

Dosierung:
Etwa einen Eßlöffel Huflattichblätter mit einer Tasse kochendem
Wasser übergießen, zehn Minuten ziehen lassen und dann abseihen. Zwei bis drei Tassen täglich heiß trinken. Die erste mög-
lichst schon vor dem Frühstück.

Wirkungen:
Schleim und ätherische Öle wirken entzündungshemmend, hu-
stenlindernd, schleimlösend und auswurffördernd.

Nebenwirkungen:
Keine bekannt.

Gegenanzeigen:
Keine bekannt.

Wechselwirkungen mit anderen Medikamenten:
Bisher sind keine bekannt.

Königskerze

Die Königskerze hilft ebenfalls bei Erkältungen. Sie war früher ein Symbol der Königswürde. Zugleich wurde die Pflanze der Jungfrau Maria zugeordnet. Maria trägt auf vielen Darstellungen eine Königskerze in der Hand, den »Himmelsbrand«.
Andere Namen für sie sind Feldkerze, Osterkerze, Himmelskerze, Kerzenkraut, Brennkraut, Fackelblume. Hippokrates lobte die Pflanze schon als »Wollblume«, die bei hartnäckigem Husten half.
Die wichtigsten Wirkstoffe der Königskerze sind Saponine und ätherisches Öl. Sie helfen Verschleimungen zu lösen und fördern den Auswurf.
Die Blüten werden bei Angina, chronischer Bronchitis, Husten und als Ergänzung einer medikamentösen Behandlung auch bei Lungen- und Rippenfellentzündung eingesetzt. Die Königskerze ist eine der »sieben Brustpflanzen«. (Die weiteren: Eibisch, Huflattich, Klatschmohn, Malve, Katzenpfötchen und Veilchen.) Ihre beruhigende, krampflösende Wirkung hilft auch bei Asthma, bei Nervosität und Magenkrämpfen sowie bei Angstzuständen.

Empfehlungen für häusliche Anwendungen:
Verwendet werden gerade aufgegangene Blüten und Blätter, die am besten am späten Vormittag gesammelt und luftdicht aufbewahrt werden sollten.

Dosierung:
Für den Tee zwei Teelöffel der Blüten mit einer Tasse kochendem Wasser übergießen, zehn bis fünfzehn Minuten ziehen lassen und durch ein Teesieb seihen.

Beliebt ist auch der Königskerzen-Hustensirup. Dazu überbrüht man eine gute Handvoll Blüten, läßt sie 24 Stunden mit kaltem Wasser bedeckt ausziehen. Dann durch ein Sieb gießen. Zum Einkochen nimmt man pro Liter Saft ein Kilo Zucker. Bei starkem Husten zwei bis drei Teelöffel einnehmen.

Bei schlecht heilenden Wunden, Pilzinfektionen und Furunkeln ist die Auflage eines Absuds zu empfehlen, den man so herstellt: eine Handvoll getrockneter Blüten und die dreifache Menge getrockneter Blätter der Königskerze mit heißem Wasser überbrühen. Ziehen lassen, abseihen.

Den Absud entweder mit Kompressen oder Verbänden auf die Wunden oder Infektion aufbringen. Oder die befallene Stelle im Absud baden.

Wirkungen:
Der Schleim wird gelöst, der Auswurf gefördert. Die Königskerze wirkt außerdem reizlindernd, krampflösend, harntreibend und beruhigend.

Nebenwirkungen:
Keine bekannt.

Gegenanzeigen:
Keine bekannt.

Wechselwirkungen mit anderen Medikamenten:
Bisher sind keine bekannt.

Lungenkraut

Das Lungenkraut wächst in Laubwäldern und an Uferwegen. Es heißt auch Adam und Eva oder Hänsel und Gretel, weil sich an dem zur Gattung der Borretschgewächse gehörenden Kraut in der Blütezeit oft gleichzeitig noch rote und schon blauviolette Blüten finden. Es ist ein vorzügliches Heilmittel bei Husten,

Grippe, Bronchitis, Heiserkeit und Halsentzündung.

Die heilige Hildegard von Bingen hatte für diese Pflanze noch andere Verwendung: Sie empfahl sie, »damit der Mensch Sinneslust und fleischliches Begehren bei sich zum Erlöschen bringe«. Es gibt jedoch keinen pharmakologischen Nachweis dafür, daß das Lungenkraut wirklich die Triebe dämpfen kann.

Es ist schwierig, herauszufinden, ob in den Rezepturen der Klostermediziner tatsächlich jene Pflanze mit »Lungenkraut« gemeint war, die wir heute kennen. In früheren Jahrhunderten benannte man alle möglichen Pflanzen so, die man für hilfreich bei Lungenerkrankungen ansah – neben dem eigentlichen Lungenkraut zum Beispiel auch Andorn.

Heute ist es natürlich nicht mehr zweckmäßig, das Kraut wie im Mittelalter bei schweren Erkältungen der Lunge zu verabreichen. Da hilft uns die moderne Medizin besser.

Empfehlungen für häusliche Anwendungen:
Tee kann zusätzlich zu anderen Mitteln bei Erkältungen genommen werden. Außerdem gibt es Lungenkraut-Pulver und -Saft.

Dosierung:
Für den Tee einen Eßlöffel Kraut mit einer Tasse kochendem Wasser übergießen, zehn bis fünfzehn Minuten ziehen lassen und dann abseihen. Vom Pulver einen Teelöffel in eine Tasse frische Milch geben. Täglich zwei bis drei Tassen trinken.

Wirkungen:
Reizmildernd, zusammenziehend. In geringem Maße (bei weitem nicht so gut wie die vorher besprochenen Kräuter) kann Lungenkraut auswurffördernd wirken.

Nebenwirkungen:
Keine bekannt.

Gegenanzeigen:
Keine bekannt.

Wechselwirkungen mit anderen Medikamenten:
Bisher sind keine bekannt.

Andorn

Wie erwähnt, wurde Andorn früher auch Lungenkraut genannt. Andorn ist aber als Arzneimittel bei Erkältungen wesentlich wirkungsvoller als das erwähnte Lungenkraut. Die weiß und gelb blühende Pflanze, die auf Schutthalden, unter Hecken und an Zäunen wächst, wurde schon von den Benediktinern bei Erkältungskrankheiten empfohlen.

Im Mittelalter galt sie als sogenanntes »hexenwidriges Kraut«. In einem alten Kräuterbuch sind noch andere Verwendungsmöglichkeiten angegeben:

»Andorn eröffnet die verstopfte Leber,
Milz und Mutter
hilft den Frauen in Kindesnöten
auch so sie nach der Geburt nicht wohl gereinigt
werden denen treibt's ihr Zeit und Bürdle...«

Und im berühmten »Neuw kreuterbuch« von Jac. Theod. Tabernaemontanus (1520–1590), erschienen 1588 in Frankfurt, heißt es:

»Das Wasser, darin Andorn gesotten, heilte alle bösen Grindschübe, Flechten und Zittermale. Darum sollen die jungen Kinder, welche den Andorn und die Megerei gern haben, darin gebadet werden.«

Die Wirkung der Inhaltsstoffe – ätherische Öle, Gerbstoffe und der zur Gruppe der Diterpene gehörende Bitterstoff Marrubiin – läßt den Einsatz dieser Pflanze jedoch nur bei Erkältungskrankheiten, bei Husten, chronischem Katarrh der Atemwege und bei Leberstörungen sowie Magenbeschwerden sinnvoll erscheinen.

Empfehlungen für häusliche Anwendungen:
Tee aus Blättern und Blüten als Zugabe bei Erkältungen.

Dosierung:
Hier ist es zweckmäßig, das getrocknete Kraut nicht mit heißem Wasser zu übergießen, sondern einen kalten Auszug zu machen. Ein bis zwei Teelöffel in eine Tasse kaltes Wasser geben und eine Nacht ziehen lassen. Drei bis fünf Tassen können über den Tag verteilt getrunken werden.

Wirkungen:
Schleimlösend, drüsenanregend, auswurffördernd, stärkend.

Nebenwirkungen:
Keine bekannt.

Gegenanzeigen:
Keine bekannt.

Wechselwirkungen mit anderen Medikamenten:
Bisher sind keine bekannt.

Bibernelle

Die Bibernelle liefert einen vorzüglichen Tee bei Erkältungen. Die Heilpflanze, die in alten Schriften auch »Bibenelle« oder »Pimpernell« genannt wird, wächst auf Wiesen und an Wegrändern. Sie hatte im Mittelalter einen so guten Ruf, daß sie von den Mönchen sogar gegen die Pest empfohlen wurde. Daran erinnert zum Beispiel folgender Vers: »Eßt Bibernellen und Baldrian, so geht Euch die Pest nicht an.«
Auch die Erwähnung »Weder Tränk' noch Säft', weder Pillen noch Bibenellen achtend...«, die sich beim Autor Matthias Ringmann (1482–1511) findet, verweist darauf, daß man früher in der Pflanze eine Art »Allheilmittel« sah.
Heute setzt man sie vor allem bei Angina, Heiserkeit, Bronchialkatarrh, Entzündungen von Rachen und Kehlkopf, aber auch bei Gicht ein.

Empfehlungen für häusliche Anwendungen:
Verwendet werden wie früher in den Klosterapotheken die Wurzeln, die man entweder im Herbst oder im Frühjahr ausgräbt.

Dosierung:
Für den Tee ein bis zwei Teelöffel zerkleinerte getrocknete Wurzeln oder Blätter – je nach Geschmack – mit einer Tasse kochendem Wasser aufgießen, ziehen lassen und dreimal täglich eine Tasse trinken. Man kann auch einen Teil Bibernell-Wurzelpulver mit mehreren Teilen Honig vermischen und essen.

Wirkungen:
Ätherische Öle, Gerbstoffe und Pimpinellin wirken schweiß- und harntreibend sowie auswurffördernd bei Husten und Verschleimung.
Möglicherweise hat die Heilpflanze einen positiven Einfluß bei Menstruationsstörungen. Hier sind die Forschungen jedoch nicht abgeschlossen.

Nebenwirkungen:
Keine bekannt.

Gegenanzeigen:
Keine bekannt.

Wechselwirkungen mit anderen Medikamenten:
Bisher sind keine bekannt.

Lindenblüten

Die Linde, die in vielen Volksliedern besungen wird, liefert durch ihre Blüten heute noch ein wirkungsvolles Mittel bei Erkältungen. Sie sind unentbehrlicher Bestandteil der Hausapotheke. Geerntet werden die Lindenblüten von beiden in Europa vorkommenden Arten des Baumes, der mächtigen Sommerlinde, die bis zu 30 m hoch werden kann, und der etwas kleineren Winterlinde, die nur 15 bis 25 m hoch wird. Unsere Vorfahren hielten die Linde heilig. Alle Dorfangelegenheiten wurden unter diesem Baum, der bis zu 1000 Jahre alt werden kann, verhandelt. Unter der Linde wurde getanzt, in einigen Gegenden Deutschlands vollzog man unter ihr sogar Trauungen. Lieder und Gedichte erinnern daran, daß der Duft des Lindenbaumes den Pärchen das Geständnis der Liebe erleichterte.

»Mondscheintrunkene Lindenblüten,
sie ergießen ihre Düfte...«,

heißt es zum Beispiel bei Heinrich Heine (1797–1856). Schon die Klostermediziner erkannten, daß die im Juni und Juli zu erntenden Lindenblüten eine schweißtreibende Wirkung haben und hervorragend bei Erkältungskrankheiten helfen können. Das Bundesgesundheitsamt nennt heute folgende Anwendungsgebiete für Lindenblüten: »Milderung des Hustenreizes bei Katarrhen der Atemwege, fiebrige Erkältungskrankheiten, bei denen eine Schwitzkur erwünscht ist (Diaphorese).«

Empfehlungen für häusliche Anwendungen:

Wenn Sie Lindenblüten im Sommer selbst sammeln wollen, dann nehmen Sie die ganzen Blütenstände, die zwei bis fünf (bei der Sommerlinde) oder auch fünf bis neun Einzelblüten (bei der Winterlinde) haben können. Sie werden getrocknet und in gut verschlossenen Gefäßen an trockenen Orten aufbewahrt. Lindenblütentee gibt es bereits gebrauchsfertig überall auch in praktischen Aufgußbeuteln zu kaufen.

Dosierung:

Etwa zwei bis drei Teelöffel Lindenblüten mit einer Tasse siedendem Wasser übergießen und nach etwa fünf Minuten durch ein Teesieb seihen. Wenn der Arzt nichts anderes empfiehlt, werden mehrmals täglich, besonders in der zweiten Tageshälfte, ein bis zwei Tassen frisch bereiteter Teeaufguß so heiß wie möglich getrunken.

Wirkungen:
Die Flavonol-Glykoside Isoquercitrin, Astragalin, ätherische
Öle, Gerbstoffe und Schleim wirken sowohl schweißtreibend als
auch krampfstillend.

Nebenwirkungen:
Keine bekannt.

Gegenanzeigen:
Keine bekannt.

Wechselwirkungen mit anderen Medikamenten:
Bisher sind keine bekannt.

Thymian

Kaiser Karl der Große hat schon angeordnet, daß jeder Kloster-
oder Schloßgarten Thymian (auch Quendel genannt) anzupflan-
zen habe, da diese aromatischen Kräuter die »Speisen zum Sin-
gen bringen«. Die kleinen Büschel oder Sträucher sind in ganz
Europa, im mittleren und südwestlichen Asien, in Südafrika
und in Nordamerika beheimatet. Typisch für die Pflanze, besonders für den auch nicht nur als Gewürz, sondern ebenfalls medizinisch verwendeten Gartenthymian, sind die graugrünen
schmalen Blätter und die hellroten bis purpurfarbenen Blüten.
Die Bezeichnung römischer oder welscher Quendel weist auf die
italienische Herkunft der besonders inhaltsreichen Thymian-
sorte hin, die im Mittelalter vor allem in Klostergärten angebaut
wurde. Thymian ist Bestandteil der Kräuterbüschel, die in der
Kirche geweiht werden. In der Küche hat man Thymian wegen
seines pikanten Geschmacks oft anstatt Pfeffer verwendet. Die
alten Ärzte setzten das Kraut, das nach einer alten Sage Jesus geschickt haben soll, um den Menschen zu helfen, bei einer Vielzahl von Leiden ein. Geweihter Thymian sollte nach mittelalter-
lichem Aberglauben auch gegen Hexen schützen. Heute wird

Thymiantee als wirkungsvolles Naturheilmittel ausschließlich bei Bronchitis und bei Katarrh der oberen Luftwege empfohlen.

Empfehlungen für häusliche Anwendungen:
Thymian wird während seiner Blütezeit (Juni bis September) gesammelt und getrocknet. Blätter und Blüten werden dann abgestreift und gerebelt.

Dosierung:
Für den Tee einen Teelöffel Thymiankraut mit einer Tasse kochendem Wasser übergießen, zehn Minuten ziehen lassen und durch ein Teesieb filtern. Mehrmals täglich soll eine jeweils frisch zubereitete Tasse getrunken werden.

Wirkungen:
Die ätherischen Öle Thymol und Carvacrol fördern bei Bronchitis den Auswurf und wirken gegen Bakterien. Der Münchner Professor Hildebert Wagner schreibt: »Thymianöl wirkt noch in einer Konzentration von 1:3000 hemmend auf die meisten Mundbakterien.« Thymiantee kann deshalb auch zur Mund- und Rachendesinfektion verwendet werden. In alten Kräuterbüchern wird, wie zu Zeiten der heiligen Hildegard von Bingen, Thymian noch als Wurmmittel empfohlen. Dafür gibt es jedoch keinen Wirksamkeitsnachweis.

Nebenwirkungen:
Keine bekannt.

Gegenanzeigen:
Keine bekannt.

Wechselwirkungen mit anderen Medikamenten:
Bisher sind keine bekannt.

Wenn der Schlaf nicht kommen will

»Seine Majestät kann nicht schlafen«

Der Diener Ludwigs II. hatte es nicht weit – die alte Hofapotheke lag in der Münchner Residenz der bayerischen Könige und Kurfürsten, an der Stelle, an der heute das Cuvilliéstheater steht.
»Die Nervosität«, sagte der Diener. »Seine Majestät kann wieder nicht schlafen.«
Der Apotheker nickte. Er wußte Bescheid.
Seit 1872 führte Ludwig II. ein ziemlich chaotisches Leben. Er machte den Tag zur Nacht, pflegte nicht vor 18 Uhr aufzustehen und konnte morgens nur sehr schlecht einschlafen. Abwechselnd nahm er Aufputsch- und Schlafmittel. Kein Wunder, daß sein vegetatives Nervensystem völlig durcheinandergeraten war.
Der Inhaber der Hofapotheke, der dem Diener einen Schlaftrunk für seinen Herrn mischte, war Max von Pettenkofer, ein berühmter medizinischer Forscher, der der Ursache der Cholera auf die Spur kam und die Hygienelehre begründete. 1839 hatte er als Lehrling seines Onkels in der Hofapotheke angefangen als Nachfolger eines anderen Lehrlings, der ebenfalls weltberühmt wurde: Carl Spitzweg, bekannt geworden durch den »Armen Poeten« und viele andere Gemälde. Nach dem Tod des Onkels übernahm von Pettenkofer 1850 die Apotheke.

Benediktiner dem Schlaf auf der Spur

Max von Pettenkofer soll der Majestät, die sich für viel Geld zwar Traumschlösser bauen, aber keinen Schlaf kaufen konnte, des öfteren einen gut wirkenden Schlummertrunk nach den überlieferten Rezepten der Mönche und Nonnen, die tief in die Geheimnisse der Heilpflanzenkunde eingedrungen waren, gebraut haben.

Die moderne Medizin hat eine Reihe dieser alten Kloster-Rezepte übernommen und überraschende Erfolge erzielt. Wer heute etwa an Schlafstörungen leidet, kann sich mit den Therapien aus den Klöstern helfen ohne die schädlichen Nebenwirkungen, die bei Tabletten und Pillen der chemischen Industrie besonders in Gewöhnung und oft in noch mehr Schlaflosigkeit bestehen.

Benediktiner-Mönche waren schon vor 800 Jahren den pflanzlichen Helfern des guten Schlafes auf der Spur. Damals entdeckten sie die beruhigende Wirkung des Hopfens.

Hopfen

Wir kennen den Hopfen vor allem als Bestandteil des Biers. Er macht es haltbarer und gibt ihm seinen herb-würzigen Geschmack. Aber auch als Arzneimittel gewinnt er immer mehr an Bedeutung.

Die Herkunft der Pflanze ist unbekannt. Man nimmt an, daß sie aus Klöstern Osteuropas zu uns gekommen ist. In den Urkunden des Stifts Freising bei München werden ab Mitte des 9. Jahrhunderts bereits Klostergärten aufgeführt, in denen Hopfen angebaut wurde.

Im Mittelalter sollte der Hopfen die Bleichsucht heilen und die »Reizbarkeit der Genitalorgane« mildern. Die Klosterärzte lagen mit der letzteren Anwendung durchaus richtig, denn später stellte man fest, daß viele Hopfenpflückerinnen vorzeitig ihre Menstruation bekamen. Bei Untersuchungen der Wirkstoffe des Hopfens fand man die Erklärung: Einer dieser Stoffe, das Lupulon, enthält östrogenähnliche Hormone in pflanzlicher Form. Das erklärt auch die dämpfende Wirkung des Hopfens auf die sexuellen Gelüste des Mannes.

In erste Linie verwenden wir die Heilpflanze, die wild in feuchten Büschen und an Flüssen und kultiviert in den bekannten

Hopfenanbaugebieten mit den hohen Hopfenstangen wächst. Sammelzeit für die Hopfenzapfen aus den weiblichen Blüten: Spätsommer. Hopfentee dient zur Bekämpfung von Schlaflosigkeit, hilft bei Klimakteriumsbeschwerden und nervösen Störungen aller Art.

Aus den getrockneten Fruchtzapfen wird das Hopfenmehl gewonnen, das überwiegend aus bitterem Harz und zu einem geringeren Teil aus ätherischen Ölen besteht.

Empfehlungen für häusliche Anwendungen:
Es gibt Tees aus Hopfenzapfen, die getrocknet von Apotheken und Fachhandlungen geliefert werden, sie wirken beruhigend. Aber achten Sie darauf, daß Sie frisch getrocknete Zapfen bzw. frisches Hopfenmehl erhalten.

Dosierung:
Für den Tee ein bis zwei Teelöffel Hopfenzapfen mit einer Tasse kochendem Wasser übergießen. Man läßt den Tee dann zehn bis fünfzehn Minuten ziehen und seiht ihn ab. Täglich sollen zwei bis drei Tassen getrunken werden (sofern Ihr Arzt dies nicht anders verordnet). Die letzte Tasse vor dem Schlafengehen. Hopfenmehl: einige Male am Tag eine Messerspitze einnehmen.

Wirkungen:
Die Inhaltsstoffe (Humulon und Lupulon) können Hilfe bei Unruhe und Schlafstörungen geben.

Nebenwirkungen:
Keine bekannt.

Gegenanzeigen:
Keine bekannt.

Wechselwirkungen mit anderen Medikamenten:
Bisher sind keine bekannt.

Baldrian

Die Baldrianwurzel ist ein weiteres pflanzliches Beruhigungsmittel, das bei Schlafstörungen helfen kann. Die Wirksamkeit
ohne Nebenwirkungen, die wissenschaftlich bestätigt ist, macht
die Beliebtheit des Baldrians bei allen Menschen, die an Nervosität und Streßfolgen leiden, erklärlich.

Charakteristisch ist der unangenehme Geruch der Pflanze, die in
ganz Europa wild auf feuchten Wiesen, an Waldrändern und
Flußufern wächst. Die Droge, die wir kennen, wird jedoch nur
von kultivierten Pflanzen gewonnen.

Wie viele stark riechende Pflanzen diente der Baldrian in frühe-
ren Jahrhunderten als Bann- und Zaubermittel, das Dämonen,
Hexen und Teufel vertreiben sollte. Da man nach der alten
Krankheitslehre annahm, daß Hysterie und Epilepsie durch die
Einwirkung dämonischer Kräfte entstehen, wurde Baldrian ge-
gen diese Krankheiten eingesetzt.

Nach verschiedenen Volkssagen wuchs der Baldrian aus den
Blutstropfen, die vom gekreuzigten Jesus auf den Boden fielen.
Zugleich war die Pflanze ein Heilkraut, das der Muttergottes ge-
weiht war.

Doch schon bei Hippokrates und bei den alten Römern galt Baldrian als Heilmittel, allerdings mit anderer Indikation als heute:
Er war vor allem ein Mittel gegen Frauenkrankheiten und wurde
als Gegengift geschätzt. Im Mittelalter behandelte man mit Ab-
kochungen der Wurzel die unterschiedlichsten Leiden wie Pest,
Husten und Atembeschwerden, Blutspeien, Seitenstechen und
Gicht.

In Kräuterbüchern des 16. Jahrhunderts wird erklärt, warum der
Baldrian, dessen Geruch ja bekanntlich Katzen anzieht, die
heute noch bekannte Bezeichnung »Katzenkraut« trägt: »dar-
umb das die katzen die wurtzel dises kraut gern riechen und ihre
augen damit stercken«.

Unter den Heilpflanzen, die in Klostergärten kultiviert wurden,
taucht der Baldrian erst im 18. Jahrhundert auf. Damals wurde
auch seine beruhigende, schlaffördernde Wirkung entdeckt. Sie

beruht zu etwa zwei Dritteln auf den Valepotriate genannten Inhaltsstoffen und zu etwa einem Drittel auf ätherischen Ölen.

Empfehlungen für häusliche Anwendungen:
Die getrockneten Wurzeln, die Kräuterhandlungen und Apotheken liefern, werden als Tee zubereitet und getrunken.

Dosierung:
Ein bis zwei Teelöffel zerkleinerte Baldrianwurzeln werden mit einer Tasse kochendem Wasser übergossen. Nach zehn bis fünfzehn Minuten abseihen und trinken. Bei starken Erregungszuständen sowie Einschlaf- und Durchschlafstörungen zwei bis drei Tassen über den Tag verteilt trinken, die letzte Tasse vor dem Schlafengehen.
Eine gute Einschlafhilfe ist auch die Baldrian-Tinktur. Vor dem Ins-Bett-Gehen einen Teelöffel Tinktur in einem halben Glas Wasser nehmen. Mit Honig schmeckt sie besser.
Gut für den Schlaf sind auch Baldrian-Dragees, Kapseln und Badeextrakt. Für ein Bad nimmt man etwa 200 Gramm Extrakt (gibt es in der Apotheke).

Wirkungen:
Die in der Pflanze enthaltenen Terpene (bestimmte Kohlenwasserstoffe) und Valepotriate (Abkürzung von Valeriana-epoxytriester) wirken nicht wie sogenannte »Psychopharmaka« – also Mittel, die seelische Zustände beeinflussen – auf die Großhirnrinde, sondern auf einen »Formatio reticularis« genannten Hirnbereich. Das ist die graue Substanz des sogenannten »Rautenhirns« (Rhombencephalon, das unmittelbar an das Rückenmark anschließt). Viele lebensnotwendige Vorgänge, wie die Atmung, werden von diesem Bereich aus gesteuert. Nach neuesten Forschungen beruhigen Baldrian-Inhaltsstoffe zwar, beeinträchtigen aber weder Konzentration noch Leistungsfähigkeit. Sie wirken ausgesprochen mild.
Hauptanwendungsgebiete: Schlaflosigkeit, Unruhe, alle For-

men der Nervosität, wie nervöse Kopfschmerzen und Herzklopfen, nervös bedingte krampfartige Schmerzen im Magen-Darm-Bereich. Nicht ungeduldig werden, wenn die Wirkung nicht sofort eintritt – manchmal spürt man sie erst nach einer Woche. Wer einen Monat Baldrian genommen hat, sollte dann ebensolange aussetzen.

Nebenwirkungen:
Keine bekannt.

Gegenanzeigen:
Keine bekannt.

Wechselwirkungen mit anderen Medikamenten:
Bisher sind keine bekannt.

Lavendel

Der Lavendel, der am Mittelmeer, aber auch in unseren Hausgärten wächst, bekämpft ebenfalls Schlafstörungen. Zwar wurde die Pflanze zuerst wegen der erfrischenden Duftstoffe als Zusatz bei Badewässern verwendet. Doch erkannte man schon früh seine beruhigende Wirkung – auch auf das Liebesleben. Lavendel, von den Mönchen erst später in unseren Kulturkreis gebracht, wird in einem 1485 in Mainz erschienenen »Gart der Gesundheit« der Muttergottes zugeschrieben und wegen der Eigenschaft gelobt, »unkeusche Gelüste« zu vertreiben. Heute weiß man, daß die Pflanze ätherisches Lavendelöl, vorwiegend Linalylacetat sowie Linalool, Campher u. a. enthält. Die beruhigende, krampflösende Wirkung ist wissenschaftlich nachgewiesen. Im Kräuterbuch »New Kräuterbuch von underscheyd, würckung und Namen der Kräuter so in teutschen Landen wachsen« (Straßburg, 1539) heißt es: »Lavendel hat seinen Namen a lavando, vel lavacro, weil man ihn gemeinlich gebraucht wenn man badet und das haupt zwaget.«

Ein Hinweis für die allgemeine Verbreitung findet sich auch im »Freischütz«-Text von Friedrich Kind (1769–1823):

>»Lavendel, Myrth und Thymian,
>das wächst in meinem Garten.«

Das kostbare Lavendelöl erwähnt auch Heinrich von Kleist (1777–1811):

>»Diese in der Bürd ein Lamm erkrankte mir,
>dem ich Lavendelöl noch reichen mußt.«

Diese Heilpflanze der Klostermedizin kann unbedenklich in der Selbstmedikamentation eingesetzt werden, wenn der Schlaf nicht kommen will. (Ich zitiere im folgenden ein weiteres Mal die Zubereitungsempfehlung des Monographie-Entwurfs des Bundesgesundheitsamtes nach den neuesten wissenschaftlichen Erkenntnissen.)

Empfehlungen für häusliche Anwendungen:
Für den Tee werden die kurz vor der völligen Entfaltung gesammelten und dann getrockneten Lavendelblüten verwendet. Für Bäder kann man das ganze Kraut nehmen. Ersatzweise kann auch Lavendelöl verwendet werden.

Dosierung:
Als Tee: ein bis zwei Teelöffel der Droge pro Tasse.
Ersatzweise: ein bis vier Tropfen Lavendelöl auf ein Stück Würfelzucker.

Wirkungen:
Die Inhaltsstoffe wirken innerlich angewendet beruhigend und entblähend und helfen bei Befindlichkeitsstörungen wie Unruhezuständen, Einschlafstörungen, funktionellen Oberbauchbeschwerden (nervöser Reizmagen, Roehmheld-Syndrom, Blähungen, nervösen Darmbeschwerden).
Regelmäßige Lavendel-Bäder dienen der Nervenberuhigung.

Nebenwirkungen:
Keine bekannt.

Gegenanzeigen:
Keine bekannt.

Wechselwirkungen mit anderen Medikamenten:
Bisher sind keine bekannt. In der Bekanntmachung für die Zulassung und Registrierung von Arzneimitteln des Bundesgesundheitsamtes wird aber angefügt: »Kombinationen mit anderen beruhigend und/oder karminativ wirksamen Drogen können sinnvoll sein.«
Lavendelblüten sind oft Bestandteil von Präparaten, die bei Schlaflosigkeit, Übererregbarkeit und Reizzuständen angewandt werden.

Wenn
der Magen
Kummer macht

Das »Brechverfahren«, die Purgation: eine drastische Methode

Kaiser Leopold I. klagte über Magenschmerzen. Wegen der drohenden Türkengefahr war er zum Reichstag nach Regensburg gekommen, ebenso wie 32 Fürsten aus verschiedenen deutschen Landen.

Ein Ärztekollegium trat am Abend dieses 20. Januar 1663 zusammen. Die Mediziner beratschlagten, wie der leidenden Majestät zu helfen sei. Sie entschieden sich für die Purgation – das »Brechverfahren«.

Der Patient wurde durch Einläufe und Reizung des Gaumens gewaltsam dazu gebracht, den Mageninhalt durch Darm und Mund zu entleeren. Eine drastische Methode, bei der oft des Guten zuviel getan wurde. Viele Menschen starben zu dieser Zeit daran.

Leopold I. überstand die Prozedur, ohne Schaden zu nehmen. Anschließend war er allerdings so geschwächt, daß er – als er kurz darauf abermals Magengrimmen verspürte – seine Diener in die nächstgelegene Klosterapotheke schickte. Denn er wußte, daß die Mönche dort mildere Mittel für seinen anfälligen Magen bereithielten.

Mit ihrem Wissen und ihren Heilmitteln – die sie meist in ihren Kräuterkellern lagerten – waren sie manchem gelehrten Stadt- oder Hof-Medicus voraus.

Wer heute Klöster in Bayern besucht, entdeckt nicht selten noch hervorragend eingerichtete alte Apotheken. Was die Mönche in früheren Zeiten darin lagern und weitergeben durften, war gesetzlich genau geregelt. Schon aus dem 15. Jahrhundert gibt es Unterlagen, nach denen sie »Semina, Pulver, Würz, Kräuter, Wasser, Pilze, Confect, Syrup, Öle, Saft und Pflaster« vorrätig halten mußten.

Theriak sollte
gegen »alles« helfen

Die Konfektherstellung war ein wichtiger Betriebszweig der
Apotheker, auch der Klosterapotheker. Dies ergab sich aus der
Situation der Medizin zu dieser Zeit. Ärzte verordneten bevorzugt »Universalheilmittel« wie ein Medikament mit Theriak
(Engelwurz oder Angelikawurzel), dessen Erfindung Androma-
chus, dem Leibarzt Neros, zugeschrieben wird. Bis ins 19. Jahrhundert hinein wurde die Mischung, die gegen »alles« helfen
sollte, oft mit einer gewissen Feierlichkeit und unter Aufsicht
von prominenten Personen zusammengemixt.

Das Theriak-Arzneimittel produzierten damals nicht nur die
Apotheker in Deutschland: Das gleiche Rezept kannte man in
Venedig, Holland und Frankreich.

Nach der »Pharmacopoea germanica Ed. I« bereitete man das
Heilmittel aus einem Teil Opium, drei Teilen spanischem Wein,
sechs Teilen Angelikawurzel (Theriak), vier Teilen Rad. Serpen-
tariae, zwei Teilen Baldrianwurzel, zwei Teilen Meerzwiebel,
zwei Teilen Ingwerwurzel, zwei Teilen Zimt, einem Teil Karda-
mom, einem Teil Myrrhe, einem Teil Eisenvitriol und – um das
ganze etwas schmackhaft zu machen – 75 Teilen Honig.

Es gab aber auch Rezepte, nach denen derartige Allheilmittel –
die aus heutiger Sicht natürlich unsinnig und sogar gefährlich
sind – über 70 verschiedene Bestandteile hatten.

Um das Schlucken der Arzneiformen zu erleichtern, was wichtig
war, wenn der Magen eh schon litt, schätzte man zu dieser Zeit
die Darreichungsform Latwerge. Damit war ein Mus gemeint, in
dem die Pülverchen in Fruchtmus und Honig aufgelöst wurden.
Eine Art Konfekt also.

Nicht immer war die Zusammensetzung der Medikamente so
exotisch. Wenn es um konkrete Beschwerden ging, zum Beispiel
im Magen-Darm-Bereich, hatten die Klosterapotheker Arzneien, deren Anwendung auch heute noch sinnvoll erscheint.

Mariendistel

Diese schöne Distel mit den amethystfarbenen Blütenköpfen ist in Mittelmeerländern zu Hause, wächst aber auch in unseren Gärten.

Der Name »Mariendistel« geht auf die sternförmig angeordneten Grundblätter zurück, die Stacheln haben und von weißen Adern durchzogen sind. Diese weißen Adern stammen der Legende nach von der herabtropfenden Milch der Mutter Gottes, als sie das Jesuskind stillte.

Man nimmt an, daß die Pflanze durch heilkundige Mönche nach Deutschland gebracht wurde und über die Klostergärten in den deutschen Bauerngärten Verbreitung fand. Die Bezeichnung »Mariendistel« finden wir erstmals in althochdeutschen Schriften. Hildegard von Bingen nennt sie als Mittel gegen »Herzstechen«. Nicht sehr viel genauer wird die Pflanze in dem sog. »Standardwerk mittelalterlicher Botanik«, dem »Gart der Gesundheit« (Mainz 1485), als Mittel gegen »Stechen im Leib« genannt und auch in einem naturgetreuen Holzschnitt wiedergegeben. Von da an fehlt sie als echtes Volksmittel kaum in einem der späteren Kräuterbücher, vielfach empfohlen gegen so unterschiedliche Leiden wie Blutsturz, Krämpfe der Kinder, fliegende Hitze, verstopfte Leber, Seitenstechen, entzündete Leber und Zahnschmerzen.

Dem Arzt J. G. Rademacher (1772–1850) ist ihre endgültige »Entdeckung« als höchst wirkungsvolles Therapeutikum für akute und chronische Leberleiden, aber auch als bitteres Magenmittel mit zu verdanken.

Die Leberschutzwirkung ist in letzter Zeit in vielen klinischen Versuchen bestätigt worden. Sie beruht auf dem Inhaltsstoff Silymarin, einem Stoff, der die Regenerationsfähigkeit der Leber fördert. Bei einer Knollenblätterpilzvergiftung liegt die lebensbedrohliche Gefahr hauptsächlich in der schweren, akuten Leberschädigung.

Früher mußte man lediglich in den Monaten September/Oktober mit diesen gefährlichen, oft tödlichen Pilzvergiftungen rechnen.

Seit die selbstgesammelten Pilze im zunehmenden Maße zum Teil tiefgefroren und erst später verzehrt werden, treten die Vergiftungen oft während des ganzen Jahres auf. So wurde z. B. ins Münchner Krankenhaus rechts der Isar zu Ostern eine Familie aus Weilheim eingeliefert. Sie hatte im Jahr zuvor als vermeintliche Champignons Knollenblätterpilze eingefroren, am Gründonnerstag aufgetaut und gegessen. Durch die sofort eingeleiteten Maßnahmen der Intensivmedizin konnte die Familie gerettet werden, dabei wurden auch Wirkstoffe der Mariendistel eingesetzt.

Knollenblätterpilze enthalten die Gifte Amanitin und Phalloidin. Beide zerstören die Leber. Bisher war ein Viertel aller betroffenen Erwachsenen nach dem Verzehr von Knollenblätterpilzen unrettbar zum Tode verurteilt, Kinder starben sogar zu über 50 Prozent. Untersuchungen am Münchner Max-Planck-Institut und in anderen Laboratorien haben ergeben, daß der aus den Mariendistelfrüchten isolierte Wirkstoff Silymarin, der aus Silibianin und Silicristin besteht, in der Lage ist, die Membranen der Leberzellen sozusagen »abzudichten«. Krankheitserregende Ursachen oder Gifte können nicht mehr angreifen. Außerdem wird die Umwandlung von Kohlehydraten und Eiweiß in eine vom menschlichen Organismus verwertbare Form so verbessert, daß sich die schwer geschädigte Leber schneller wieder erholt. Natürlich kann der aus der Mariendistel hergestellte Wirkstoff nur helfen, wenn das Organ noch nicht völlig zerstört ist. Bei einer Pilzvergiftung muß in jedem Fall so schnell wie möglich ein Arzt oder besser noch ein Krankenhaus aufgesucht werden, damit sofort wirksame Maßnahmen unternommen werden können.

Empfehlungen für häusliche Anwendungen:
Aus der Blüte der Mariendistel entstehen Früchte, die sogenannten Marienkörner. Sie enthalten den größten Anteil an Silymarin. Ein Teeaufguß daraus wird zur Vorbeugung für Leber- und Gallenbeschwerden empfohlen.

Dosierung:
Etwa einen Teelöffel mit Mariendistelfrüchten mit einer Tasse kochendem Wasser übergießen, zwanzig Minuten ziehen lassen, durch ein Sieb seihen und 1/2 Stunde vor dem Mittagessen und vor dem Schlafengehen trinken.

Wirkungen:
Die Mariendistel erhöht die Regenerationsfähigkeit der Leber und kann sie entgiften. In der Volksmedizin wird sie auch bei Magenbeschwerden und gegen Krampfadern eingesetzt.

Nebenwirkungen:
Keine bekannt.

Gegenanzeigen:
Keine bekannt.

Wechselwirkungen mit anderen Medikamenten:
Bisher sind keine bekannt.

Tausendgüldenkraut

Schon die alten Klosterärzte wußten: »Eine Arznei muß bitter schmecken, sonst hilft sie nicht.« Mit dem Tausendgüldenkraut machten sie bei ihren Patienten nur gute Erfahrungen: Es schmeckte bitter, und es half – besonders, wenn es um den Magen ging.
Viele Urlauber kennen die Pflanze, die bis zu 30 Zentimeter hoch wird, zum Beispiel aus Griechenland. Dort wächst sie wie Unkraut auf manchen Inseln. Bei uns ist sie auf feuchten Wiesen, in der Heide oder an Waldrändern zu finden. In der Bundesrepublik ist die Pflanze geschützt, daher wird die Droge aus dem Ausland importiert.
Im Mittelalter wurde die Bitterdroge von den sogenannten »Bukkelapothekern«, die mit Arzneien durch die Lande zogen, als Er-

satz für die nur sehr schwer zu bekommende, fiebersenkende Chinarinde angeboten. Tatsächlich hilft Tausendgüldenkraut auch bei Fieber. Vor allem aber ist es eine Art »Polizist«, der im Magen und Darm Ordnung schafft.

Schon am Hof des Kurfürsten August von Sachsen wußte man, daß Tausendgüldenkraut dem sauren Aufstoßen nach einer Mahlzeit entgegenwirkt. Und Pfarrer Kneipp schrieb, daß es »Magenwinde ausleitet und die Magensäfte verbessert«. Die alten Römer sollen die Pflanze zur Blutreinigung und gegen Verstopfung eingesetzt haben.

Heute haben Ärzte der Naturheilkunde mit Tausendgüldenkraut Erfolge bei der Behandlung von Blähungen, chronischer Gastritis, Leber- und Gallenleiden. Es hilft ebenfalls zur Stärkung bei nervöser Erschöpfung.

Pfarrer Kneipp empfiehlt Tausendgüldenkraut auch Menschen, die an Melancholie, depressiven Stimmungen, an Muskel- oder Gelenkrheumatismus leiden. Er verordnet es ferner bei Grippe.

Wissenschaftlich nachgewiesen ist seine Wirkung jedoch lediglich bei Magen- und Darmbeschwerden. (Die Bitterstoffe Amarogentin und Gentiopikrin sind noch bei einer Verdünnung von 1:12000 feststellbar.)

Empfehlungen für häusliche Anwendungen:
Bei Appetitstörungen wird das getrocknete Kraut, das Kräuterhandlungen und Apotheken liefern, als Tee getrunken.

Dosierung:
Ein bis zwei Teelöffel pro Tasse mit siedendem Wasser übergießen und nach fünfzehn Minuten durch ein Teesieb seihen und vor den Mahlzeiten je eine frisch aufgebrühte Tasse trinken.

Um Sodbrennen zu vermeiden, sollten empfindliche Menschen das bitter schmeckende Kraut mit Kamille, Fenchel, Melisse oder Kümmel mischen.

Tausendgüldenkraut-Wein stellt man so her: 30 Gramm Kraut und 30 Gramm Pfefferminze in einen Liter Weißwein geben. Ein Gläschen vor jeder Mahlzeit trinken.

Wirkungen:

Tausendgüldenkraut regt die Geschmacksnerven an und erhöht durch die Berührung mit den Schleimhäuten auf reflektorischem Wege die Speichel- und Magensaftproduktion. Es wirkt deshalb – wie die Ärzte sagen – als »Amarum«, als Appetitanreger. Auch Herz und Kreislauf werden durch bessere Durchblutung angeregt.

Nebenwirkungen:

Bei besonders disponierten Personen können möglicherweise gelegentlich Kopfschmerzen auftreten.

Gegenanzeigen:

Magen- und Zwölffingerdarmgeschwüre.

Wechselwirkungen mit anderen Medikamenten:

Bisher sind keine bekannt.

Benediktenkraut

Aus dem Mittelmeerraum brachten die Benediktiner, deren erstes Kloster um 59 in Monte Cassino bei Neapel gegründet wurde, eine Pflanze mit, die nach ihrem Namen benannt wurde, das Benediktenkraut. Heute kommt das einjährige Gewächs im südlichen Europa verwildert vor. Im Garten kann es jedoch auch in unserer Region, ja sogar noch in Norwegen angepflanzt werden. Das Kraut wird etwa 20 bis 40 Zentimeter hoch. Es schmeckt sehr kräftig bitter und enthält ätherische Öle sowie den Bitterstoff Cnicin, dessen genaue Wirkung erst in den fünfziger Jahren unseres Jahrhunderts erforscht wurde.

Empfehlungen für häusliche Anwendungen: .

Bei Appetitstörungen wird das getrocknete Kraut, das Kräuterhandlungen und Apotheken liefern, als Tee getrunken. Es hilft bei Beschwerden, bei denen es auf eine Erhöhung der Speichel- und Magensaftproduktion ankommt.

Dosierung:
Ein Teelöffel Benediktenkraut wird mit einer Tasse kaltem Wasser übergossen und langsam zum Kochen gebracht, zwei Minuten ziehen lassen und dann abseihen. Der Tee wird lauwarm und schluckweise getrunken.

Wirkungen:
Benediktenkraut regt durch das Cnicin die Geschmacksnerven an und erhöht durch die Berührung mit den Schleimhäuten auf reflektorischem Wege die Speichel- und Magensaftproduktion. Es wirkt deshalb ebenso wie das Tausendgüldenkraut als Appetitanreger.

Nebenwirkungen:
Bei besonders disponierten Personen können möglicherweise gelegentliche Kopfschmerzen auftreten.

Gegenanzeigen:
Magen- und Zwölffingerdarmgeschwüre.

Wechselwirkungen mit anderen Medikamenten:
Bisher sind keine bekannt.

Pfefferminze

Aus dem Arzneischatz der Römer und der Griechen haben die Mönche die Minze übernommen. Eine der verschiedenen Arten, die Pfefferminze, ist in Deutschland neben Kamille die meistverwendete Arzneipflanze. Die zu den Lippenblütlern gehörende Gattung kommt in ganz Europa vor. Welche der vielen Unterarten die Römer, die Griechen und die Mönche im Mittelalter bevorzugten, läßt sich heute aus den alten Schriften nicht mehr erkennen. Das Mutterland der heute gezogenen Pfefferminze, die feldmäßig angebaut wird, ist England. Für Tees oder für die Produktion von Pfefferminzöl wird die Arzneipflanze in der Bundesrepublik besonders in Franken und in der Pfalz, aber auch in Oberbayern angebaut. Sie kann aber auch leicht im Garten gezogen werden.

Hervorgerufen wird die krampflindernde Wirkung (und auch der typische Geruch) durch die ätherischen Öle, die ähnlich wie bei der Melisse unmittelbar vor der Blüte in ihrer höchsten Konzentration vorhanden sind. Damit die wertvollen Inhaltsstoffe nicht verlorengehen, dürfen die Blätter nur bei relativ niedrigen Temperaturen getrocknet werden (25 bis 30 °). Wenn Sie Pfefferminze in Ihrem Garten anbauen, können Sie auch frische Blätter für Tees verwenden. Ein Teil der feldmäßig angebauten Pflanzen wird zu Pfefferminzöl weiterverarbeitet, ebenfalls ein wertvolles Arzneimittel. Pfefferminzöle, die vorwiegend in England, Japan, Italien und Ungarn hergestellt werden (Weltproduktion etwa 1000 Tonnen im Jahr), benötigen auch die Likörindustrie (Pfefferminzlikör, Pfefferminzplätzchen) sowie kosmetische Firmen. Alte Pflanzenbücher nennen für Pfefferminze eine Vielzahl von Anwendungsgebieten: Erkältungen, Schnupfen, Bauchschmerzen, Blähungen, Galle- und Leberleiden. Das Bundesgesundheitsamt beschränkt sich in seinem Monographie-Entwurf für Pfefferminzblätter jedoch nur auf folgende Anwendungsgebiete: krampfartige Beschwerden im Magen- und Darm-Bereich sowie der Gallenblase und der Gallenwege.

Empfehlungen für häusliche Anwendungen:
Frisch gepflückte Pfefferminzblätter ergeben einen besonders schmackhaften und wirkungsvollen Tee. Das Aroma der Pflanze ist konzentriert auch in der Pfefferminz-Tinktur enthalten, die Wirkung ist allerdings geringer als beim Tee.

Dosierung:
Für den Tee werden 1,5 bis 3 Gramm getrocknete Pfefferminz-

blätter mit einer Tasse kochendem Wasser übergossen. Zehn Minuten ziehen lassen und dann durch ein Teesieb seihen. Von der Tinktur nimmt man 20 bis 30 Tropfen.

Wirkungen:

Menthol und Menthylacetat sowie die weiteren Inhaltsstoffe Polygon, Menthon sowie Menthoforan wirken krampflösend auf die glatte Muskulatur des Verdauungstraktes. Außerdem helfen sie bei Blähungen und steigern die Gallesekretion der Leberzellen.

Nebenwirkungen:

Bei Personen mit Magengeschwüren oder sehr empfindlichem Magen kann Sodbrennen und Aufstoßen auftreten.

Gegenanzeigen:

Keine bekannt.

Wechselwirkungen mit anderen Medikamenten:

Bisher sind keine bekannt.

Löwenzahn

Löwenzahn gilt als Allerweltsunkraut, das jedes Kind kennt. Im Frühjahr ergeben seine vitaminhaltigen Blätter einen schmackhaften Salat. Zugleich ist die Pflanze, die schon in der Bibel erwähnt wird, aber ein uraltes Heilmittel der Klostermedizin. Löwenzahn gehört zu den bitteren Kräutern, die nach einer Textstelle im zweiten Buch Mose beim Paschamahl mit Fleisch und ungesäuertem Brot gegessen werden sollen. Im 15. und 16. Jahrhundert ordnete man Löwenzahn Christus und Maria zu. Andere Namen wie z. B. Pfaffenblatt oder Mönchsköpfe verdeutlichen ebenfalls seine Bedeutung für die Klostermedizin.

Empfehlungen für häusliche Anwendungen:
Tee aus getrockneten Löwenzahnblättern, die es auch zu kaufen gibt, sind ein ausgezeichnetes Mittel bei allen Befindlichkeitsstörungen im Magen- und Darmbereich. Der Arzt wird Löwenzahntee auch bei Störungen im Bereich des Galleabflusses verordnen. Auch von diesem bewährten Naturheilmittel der Klostermedizin gibt es bereits einen Monographie-Entwurf des Bundesgesundheitsamtes.

Dosierung:
Zwei Teelöffel getrockneter Löwenzahnblätter werden mit einer Tasse kochendem Wasser kurz aufgekocht. Das ganze dann fünfzehn Minuten ziehen lassen und durch ein Teesieb filtern. Wenn der Arzt nichts anderes verordnet, sollte morgens und abends jeweils eine frisch zubereitete Tasse Löwenzahntee getrunken werden. Das Bundesgesundheitsamt empfiehlt ferner, Löwenzahntee kurmäßig vier bis sechs Wochen anzuwenden.

Wirkungen:
Löwenzahn enthält Flavonglykoside und Inosid sowie Bitterstoffe, viele Mineralien und Vitamin C. Blähungen und Völlegefühl können beseitigt sowie die Verdauung angeregt werden. Nachgewiesen ist die Wirkung von Löwenzahntee als Cholagogum, als galletreibendes Mittel. Wenn Sie jedoch Gallenbeschwerden haben, sollten Sie selbstverständlich keinen Selbstbehandlungsversuch unternehmen, sondern sofort zum Arzt gehen.

Nebenwirkungen:
Keine bekannt.

Gegenanzeigen:
Keine bekannt.

Wechselwirkungen mit anderen Medikamenten:
Bisher sind keine bekannt.

Wenn der Darm Nachhilfe braucht

Regelmäßig Abführmittel
für die Mönche

Nicht alle Klöster bezogen, wie etwa die Benediktiner, auch Fremde mit in die Krankenpflege ein. Sie beschränkten sie auf die Insassen des Klosters.

Für Ordensmitglieder wurden bestimmte, uns heute merkwürdig erscheinende Rituale entwickelt. Manche Klosterordnungen schrieben zum Beispiel vor, daß zu bestimmten Jahreszeiten alle Mönche – unabhängig von ihrem Gesundheitszustand – zur Ader gelassen werden sollten. Oder daß sie in regelmäßigen Abständen Abführmittel einnehmen mußten. An der Regulierung der Darmtätigkeit war den Klosterärzten besonders gelegen. Denn im Darm vermuteten sie ebenso die Ursache von Krankheiten wie in einer »Überfüllung mit Blut und anderen Körpersäften«.

Im Grundriß des Klostergebäudes St. Gallen in der Schweiz aus dem Jahr 820 findet sich ein Aderlaß- und Laxierhaus, in dem mehrere Mönche zur selben Zeit behandelt werden konnten.

So merkwürdig ihre Methoden uns heute auch erscheinen mögen – manche gelehrten Mönche verblüfften ihre Zeitgenossen durch Proben ihrer Heilkunst. So etwa der »Physicus« Notker aus dem Kloster St. Gallen. Eines Tages erreichte ihn der Ruf des Bischofs von Konstanz, der an Nasenbluten litt. Als er das Blut gestillt hatte, sagte er dem Bischof, daß er an Blattern erkrankt sei. In spätestens drei Tagen würde die Krankheit ausbrechen, er, Notker, könne das aus dem Blutgeruch voraussagen. Die Voraussage traf ein. Dem Mönch gelang es, die Blattern zu heilen, ohne daß im Gesicht des Bischofs eine Narbe zurückblieb.

Um den klugen Mönch auf die Probe zu stellen, schickte ihm Heinrich I., Herzog von Bayern, einmal den Urin seiner Kammerzofe als seinen eigenen zur Untersuchung. Notker ließ sich nicht täuschen. Er teilte Heinrich mit, er sei schwanger und werde in etwa vier Wochen ein Kind gebären – er gratuliere schon jetzt dazu.

Eine Spezialität der Franziskaner

Notker gehörte zu den Mönchen, die den Arzneikräutergärten in den Klöstern besondere Bedeutung zumaßen. Wie viele seiner Vorgänger galt er als ein hervorragender Kenner der Heilpflanzen. Im frühen Mittelalter, so heißt es in alten Überlieferungen, zogen Gruppen von Mönchen in den Bergen umher, die sich ausschließlich von wilden Kräutern ernährten. Man nannte sie »Pabulatores« – die Weidenden.

Die in Klöstern ständig wohnenden Mönche und Nonnen sammelten die Heilpflanzen nicht, sondern kultivierten sie in ihren Gärten. Einige Klöster spezialisierten sich auf den Anbau bestimmter Pflanzen. In den Gärten der Franziskanerklöster wurde zum Beispiel bevorzugt der Rhabarber angebaut, dem der seinerzeit berühmte Mönch Roger Bacon besondere Heilkräfte zuschrieb – vor allem bei der Regulierung von Darmstörungen.

Aber auch andere wichtige Kräuter zur »Darmpflege« wurden in den Klostergärten angebaut, geerntet, getrocknet und schließlich in die Klosterapotheken aufgenommen.

Rhabarber

Rhabarber ist eine Pflanze, die ursprünglich in China beheimatet war. Dort galten die Wurzeln der Pflanze, deren Stengel uns heute die schmackhaften Kompotte liefern, als eines der vielseitigsten Heilmittel. Über arabische Händler gelangte der Rhabarber um Christi Geburt in den Mittelmeerraum. Bis zur Entdeckung des Seeweges nach Indien um 1500 war er so teuer, daß die Klostermediziner nur ganz kleine Mengen davon für die Herstellung angeblicher Wundermittel verwendeten, die nach altem Aberglauben gegen alle Gifte wirken sollten.

Ähnlich wie die Portugiesen im 16. Jahrhundert ein Weltpfeffermonopol begründen konnten und ungemein hohe Gewinne aus dem Handel mit dem Gewürz zogen, schufen die Russen zusammen mit den Chinesen ein Handelsmonopol für Rhabarberwurzeln. Da eines der Handelszentren Moskau war, ist in Kräuterbüchern des vergangenen Jahrhunderts oft von moskowitischem Rhabarber die Rede. Mitte des 18. Jahrhunderts gelang es aber, Rhabarbersamen nach Europa zu bringen. Seitdem wird er auch bei uns angebaut.

Empfehlungen für häusliche Anwendungen:

Tee aus Rhabarber ist ein ausgezeichnetes Mittel bei Verstopfungen. Wer durch Hämorrhoiden, Analfissuren oder medizinische Eingriffe bei der Darmentleerung Schmerzen hat, kann mit Hilfe von Rhabarbertee einen besonders weichen Stuhl erreichen und dadurch die Beschwerden lindern.

Dosierung:

Ein halber bis ein ganzer Teelöffel des Fertigarzneimittels wird mit einer Tasse kochendem Wasser übergossen. Zehn bis fünfzehn Minuten ziehen lassen und dann durch ein Teesieb filtern. Bei Verstopfung empfiehlt der Monographie-Entwurf des Bundesgesundheitsamtes, morgens und abends – bei leichteren Beschwerden auch nur einmal am Tag – jeweils eine Tasse frisch zubereiteten Tee zu trinken. Bei Magen- und Darmkatarrhen soll mehrmals täglich ein Eßlöffel Tee eingenommen werden.

Wirkungen:

Rhabarberwurzeln enthalten neben vielem anderen verschiedene Glykoside und Gerbstoffe. In geringen Mengen genossen wirken sie z. B. auf die Schleimhäute des Magen- und Darmkanals adstringierend, also »zusammenziehend«. Größere Mengen, gemeint ist hier etwa eine ganze Tasse, regen den Darm auf milde Weise an.

Nebenwirkungen:

Wie bei allen Abführmitteln können Überdosierungen oder ständige Anwendung zu erhöhtem Verlust von Wasser und Salzen führen. Richten Sie sich deshalb unbedingt nach den Empfehlungen Ihres Arztes.

Gegenanzeigen:
Wie alle Abführmittel darf auch der Rhabarbertee bei Verdacht eines Darmverschlusses nicht genommen werden. Auch während der Schwangerschaft und Stillzeit sollten Sie darauf verzichten.

Wechselwirkungen mit anderen Medikamenten:
Wenn Sie Herzglykoside nehmen müssen (Digitalis, Strophantus), sollten Sie vorsichtig sein. Das Bundesgesundheitsamt weist in seinem Monographie-Entwurf für Rhabarber darauf hin, daß die Wirkung solcher Medikamente durch die erhöhten Kaliumverluste verstärkt werden könnte.

Flohsamen

Diese merkwürdige Bezeichnung tragen die Samen verschiedener Wegerich-Arten. Nach Band 3 des 1862 erschienenen Grimmschen Wörterbuches heißen sie so, »entweder weil der schwarze Samen Flöhen, Flohbissen gleicht, oder weil das Kraut Flöhe vertreiben soll«.
Für medizinische Zwecke wird der Samen außerdeutschen Gewächsen entnommen. Bevorzugt wird dabei der Indische Flohsamen, der in Indien und Persien wächst. Sein hoher Schleimgehalt macht ihn vielseitig verwendbar. Wir kennen Flohsamen vor allem als zuverlässiges und unschädliches Abführmittel, das auch von schwangeren Frauen bevorzugt wird.
Die guten abführenden Eigenschaften kommen von der hohen Quellfähigkeit des Samens im Darm. Dadurch wird der träge Darm wieder zur Tätigkeit angeregt und sorgt – nur wenige Stunden später – für eine natürliche Entleerung. Im Gegensatz zu manchen anderen Abführmitteln führen die Samen nicht zur Gewöhnung.

Empfehlungen für häusliche Anwendungen:

Etwa fünf Gramm ganze oder zerkleinerte Flohsamen in eine Tasse mit Wasser geben (150 Milliliter) und aufweichen. Verstärkt wird der Abführeffekt, wenn man nur die Samenschalen nimmt. Dazu viel trinken. Die Samen können bei Verstopfung (Habituelle Obstipation) und bestimmten funktionellen Darmstörungen (Colon irritabile) helfen.

Dosierung:

Wenn nicht anders verordnet, maximal 15 Gramm am Tag.

Wirkungen:

Der reizlindernde Schleim reguliert die Darmbewegungen. Es kommt zu einem weichen, aber geformten Stuhl.

Nebenwirkungen:

In seltenen Fällen wurden allergische Reaktionen beobachtet – besonders wenn Flohsamen in pulverisierter oder flüssiger Form zur Anwendung kam.

Gegenanzeigen:

Verengungen, Stenosen der Speiseröhre und des Magen-Darm-Traktes.

Wechselwirkungen mit anderen Medikamenten:

Bisher sind keine bekannt.

Anis

Anis ist eine einjährige Pflanze aus der Familie der Umbelliferen mit graugrünem Stengel, herzförmig rundlichen Blättern, hüllenlosen, meist zwölfstrahligen weißblütigen Dolden und den typischen eiförmigen, etwa drei Millimeter langen Früchten. Heimisch ist der Anis ursprünglich in Syrien und Ägypten. Er wird aber heute in Deutschland, Polen, Rußland, Südfrankreich und Italien als Feldfrucht angebaut.

Empfehlungen für häusliche Anwendungen:
Das Bundesgesundheitsamt empfiehlt in seiner Anis-Monographie die Anwendung der Heilpflanze zu folgenden Zwecken: »Förderung der Schleimlösung bei Katarrhen der Atemwege; Blähungen und krampfartigen Beschwerden im Magen- und Darmbereich, besonders bei Säuglingen und Kleinkindern.«

Dosierung:
Zwei Teelöffel Anis werden gequetscht und mit einer Tasse siedendem Wasser aufgegossen und nach zehn bis fünfzehn Minuten durch ein Teesieb gefiltert.
Soweit nicht anders verordnet, wird bei Verstopfung morgens und/oder abends vor dem Schlafengehen eine Tasse frisch bereiteter Tee getrunken. Bei Magen- und Darmkatarrhen mehrmals täglich einen Eßlöffel des Tees einnehmen.

Wirkungen:
Die Inhaltsstoffe (ätherische Öle mit trans-Anethol sowie Methylchavicol, Anisketon, Anissäure u. a.) lösen Krämpfe und wirken gegen Blähungen. Darüber hinaus fördern sie den Auswurf und sind deshalb Bestandteil vieler Hustenmittel. Bekannt ist auch – besonders in Frankreich – Anisschnaps.

Nebenwirkungen:
Keine bekannt.

Gegenanzeigen:
Keine bekannt.

Wechselwirkungen mit anderen Medikamenten:
Bisher sind keine bekannt.

Senna

Mit Senna werden Blätter und Früchte von Bäumen und Sträuchern der »Cassia« bezeichnet (weltweit gibt es rund 450 Arten).

Am bekanntesten sind Sträucher aus Südindien und dem tropischen Afrika.

Im 9. Jahrhundert brachten Mönche Sennesfrüchte, die von arabischen Ärzten in die Therapie eingeführt worden waren, als Abführmittel nach Europa. Die Wirkung der Sennesblätter, die von schwachem Geruch und Geschmack sind, erkannte man erst später.

Die Früchte, flache, nierenförmige Sennesschoten, haben eine mildere Wirkung als die Blätter. Wirksame Bestandteile der Sennesblätter und -früchte sind verschiedene Arten des Sennosids. Kleinere Dosen reichen bei der Anwendung meistens aus.

Empfehlungen für häusliche Anwendungen:

Nach der Monographie des Bundesgesundheitsamtes werden Sennesfrüchte heute bei folgenden Beschwerden empfohlen: bei Verstopfung und allen Erkrankungen, bei denen eine leichte Darmentleerung mit weichem Stuhl erwünscht ist, wie zum Beispiel bei Analfissuren, Hämorrhoiden und nach rektalen operativen Eingriffen; zur Reinigung des Darmes vor Eingriffen; zur Reinigung des Darmes vor Röntgenuntersuchungen, vor und nach operativen Eingriffen im Bauchraum.

Dosierung:

Ein halber Teelöffel Sennesfrüchte wird mit einer Tasse warmem oder heißem Wasser übergossen und nach etwa zehn Minuten durch ein Teesieb gefiltert. Der Tee kann auch mit kaltem Wasser angesetzt werden und länger ziehen. Soweit nicht anders verordnet, wird morgens und/oder abends vor dem Schlafengehen eine Tasse frisch bereiteter Tee getrunken.

Wirkungen:

In der Senna-Monographie heißt es: »Die Substanzen induzieren eine aktive Sekretion von Elektrolyten und Wasser in das Darminnere. Sie hemmen die Aufnahme von Elektrolyten und Wasser aus dem Dickdarm. So wird über eine Volumenzunahme des

Darminhalts der Füllungsdruck im Darm verstärkt und die Darmperistaltik angeregt.«

Nebenwirkungen:
Bei chronischem Mißbrauch drohen Elektrolytverluste, insbesondere Kaliumverluste. Außerdem kann es zur Ausscheidung von Eiweiß (Albuminurie) und Blut (Hämaturie) im Urin kommen sowie zur Pigmenteinlagerung in der Darmschleimhaut (Melanosis coli). Schädigungen von Darmnerven (Plexus myentericus) können ebenfalls auftreten.
Vor allem Sennesblätterextrakte sind in vielen im Handel befindlichen Abführmitteln enthalten. Das Schlagwort:»Pflanzliches Abführmittel« verleitet oft zu der Annahme, es sei schonend und harmlos. Es handelt sich aber um hochwirksame Mittel, die den Darm reizen. Sie sollten nicht selbständig über längere Zeit eingenommen werden.

Gegenanzeigen:
Während der Menstruation, Schwangerschaft und Stillzeit sowie bei Darmverschluß sollte man Sennesblätter nicht anwenden. Tee mit Sennesfrüchten soll ohne Rücksprache mit dem Arzt nur kurzfristig eingenommen werden.

Wechselwirkungen mit anderen Medikamenten:
Aufgrund erhöhter Kaliumverluste kann die Wirkung von Herzglykosiden (Digitalis, Strophantus) verstärkt werden.

Fenchel

Fenchel ist nicht nur ein hervorragendes Gemüse, aus seinen Früchten kann ein ganz ausgezeichnetes, mildes Mittel gegen Blähungen gewonnen werden – besonders für Kleinkinder. Fenchel kam schon zu Zeiten Kaiser Karls des Großen in die Klostergärten und zählte zu jenen Pflanzen, die Jesus am Kreuz vor Schmerzen bewahrt haben sollen. Seine Heimat ist das Mittelmeergebiet. Das Doldengewächs mit den bis zu zwei Meter hohen Blütenständen kann im Garten gezogen werden.

Empfehlungen für häusliche Anwendungen:
Anwendungsgebiete sind entsprechend der Monographie des Bundesgesundheitsamtes »Blähungen und krampfartige Beschwerden im Magen-Darm-Bereich, besonders bei Säuglingen und Kleinkindern, sowie zur Schleimlösung in den Atemwegen«.

Dosierung:
Soweit nicht anders verordnet, wird bei Erkrankungen im Magen-Darm-Bereich zwei- bis viermal täglich eine Tasse frisch bereiteter Teeaufguß warm zwischen den Mahlzeiten getrunken. Bei Säuglingen und Kleinkindern kann der Teeaufguß auch zum Verdünnen von Milch oder Breinahrung verwendet werden.
Ein bis drei Teelöffel zerquetschter Fenchel mit einer Tasse siedendem Wasser aufgießen und nach fünf bis zehn Minuten durch ein Teesieb filtern.

Wirkungen:
Fenchelöl enthält das bitter schmeckende Fenchon sowie das süß schmeckende trans-Anethol. Dies wirkt entkrampfend, entblähend und gegen Bakterien. Nach neuesten Forschungen enthält Fenchel ebenso wie Anis, Kümmel, Basilikum und Majoran auch Inhaltsstoffe, die »laktagog« wirken, das heißt bei Müttern die Milchproduktion fördern.

Nebenwirkungen:
Keine bekannt.

Gegenanzeigen:
Keine bekannt.

Wechselwirkungen mit anderen Medikamenten:
Bisher sind keine bekannt.

Lein

Lein ist eine der ältesten Kulturpflanzen. Seine früher außerordentlich große wirtschaftliche Bedeutung hatte er als Lieferant von Pflanzenfasern, die für Stoffe verwendet wurden. (Lein wird auch oft als Flachs bezeichnet.) Genaugenommen bezeichnet man mit Lein sowohl die Pflanze als auch die Leinsamenkörner, die seit vielen tausend Jahren bei allen Völkern auch medizinisch genutzt werden. Flachs ist lediglich der Name für das zum Garnspinnen vorbereitete Material. Im 16. Jahrhundert war Deutschland einer der größten Leinenhersteller. Das Spinnen des Bastes wird in vielen Gedichten und Liedern besungen. »Glänzend umwindet der goldene Lein die tanzende Spindel, durch die Seiten des Garns saust das webende Schiff...« heißt es bei Friedrich von Schiller (1759–1805). Vor dem Spinnen mußte der Lein gebrochen werden. Diese Tätigkeit war in den Wintermonaten eine typische Frauenbeschäftigung. Die ganze Nachbarschaft traf sich in Lichtstub'n, Roggenstub'n, Kunkelstub'n. Bei der an sich sehr eintönigen Tätigkeit wurde gesungen, gescherzt, die Burschen kamen zu Besuch. Predigten und Polizeiverordnungen des 16., 17. und 18. Jahrhunderts beschäftigen sich mit den lockeren Unterhaltungen, die sich der Arbeit anschlossen. Um »die Sittlichkeit zu heben«, wurde das gemeinsame Flachsspinnen zeitweise sogar verboten. Als Medikament wurde Leinsamen bereits von griechischen und römischen Ärzten verwendet. Mönche übernahmen die Rezepte, und auch Hildegard von Bingen empfahl sie in ihren Schriften.

Empfehlungen für häusliche Anwendungen:
Lein ist ein sanftes Abführmittel. Als Schleimzubereitung unterstützt Leinsamen außerdem die Behandlung von entzündlichen Magen-Darm-Erkrankungen.

Dosierung:
Empfohlen wird ein- bis zweimal täglich ein Eßlöffel voll Leinsamen unzerkleinert oder auch frisch geschrotet mit reichlich Flüs-

sigkeit zu den Mahlzeiten.

Eine Schleimabkochung, hilfreich bei einer Magenverstimmung, ist einfach: Geben Sie einen Eßlöffel Leinsamen in eine Tasse kalten Wassers. Nachdem die Körner gequollen sind, das ganze aufkochen und zehn Minuten ziehen lassen. Sie können entweder nur den Schleim oder auch den ganzen Brei mit den gequollenen Leinsamen essen.

Wirkungen:

Die reifen Samen des Leins enthalten etwa sieben bis zehn Prozent Schleim, rund 40 Prozent fettes Öl (Linolsäure, Ölsäure, Palmitinsäure), Eiweiß, Faserstoffe, Mineralien und Spurenelemente.

Im Labor lassen sich auch sogenannte cyanogene (= blausäurebildende) Glycoside nachweisen. Deshalb sollte die angegebene Menge Leinsamen pro Tag (für den Erwachsenen) nicht wesentlich überschritten werden.

Der in den Samen des Leins enthaltene Schleimstoff dehnt sich. Er reizt so im Darm die Darmnerven, schützt aber die empfindliche Schleimhaut. Die Darmbewegungen werden angeregt. Deshalb gilt die alte Kulturpflanze gleichzeitig als mildes Abführmittel und Heilpräparat bei einfachen Magen- und Darmverstimmungen. Leinsamenöl wirkt, äußerlich angewandt, reizmildernd.

Nebenwirkungen:

Überdosierungen können schaden. Keinesfalls bei Darmverschluß Lein oder sonstige abführende Heilmittel nehmen. (Bei Verdacht eines Darmverschlusses muß der Patient so schnell wie möglich zum Arzt.) Viel trinken! Wird zu wenig getrunken, können Blähungen auftreten. Lein wirkt nicht sofort: Erst nach etwa zehn bis 24 Stunden ist mit einer Wirkung zu rechnen.

Ganze Leinsamenkörner sind wirkungsvoller als geschrotete, da sie im Darm besser aufquellen.

Gegenanzeigen:
Wie schon erwähnt: bei Verdacht auf Darmverschluß.

Wechselwirkungen mit anderen Medikamenten:
Bisher sind keine bekannt.

Ballaststoffe

Früher ernährten sich die Menschen viel faserreicher als heute. Der Darm war dadurch besser gefüllt, und der Dehnungsreiz reichte als natürlicher Entleerungsreiz aus. Heute, in einer Zeit hochraffinierter und immer mehr »verfeinerter« Produkte, ist das anders geworden. Die chronische Obstipation (Verstopfung) ist eine moderne Zivilisationskrankheit. Das deutliche Ansteigen der Darmkrebshäufigkeit hängt zumindest indirekt damit zusammen.

Kleie, ob lose oder in gepreßter Form als Tabletten, Pflanzenfaserprodukte, zum Beispiel auch als Kerne gepreßt, können Abhilfe schaffen. Mit reichlich Flüssigkeit genommen, quellen sie, füllen den Darm, sorgen für eine gute Stuhlentleerung und erleichtern das Schlankbleiben, weil sie gleichzeitig das Hungergefühl bremsen.

Wie Wunden besser heilen

Priester stellten die Diagnose

Mit der allgemeinen Heilkunde im frühen Mittelalter war es nicht allzuweit her. Sie war »zwischen der Jagdkunst und der Theaterkunst« angesiedelt, meint der deutsche Medizin-Historiker Professor Heinrich Schipperges. Bartscherer traten damals als »Chirurgi« auf – mit oft schlimmen Folgen für die Patienten.

Besser waren die Kranken damals bei den Nonnen und Mönchen aufgehoben, die mehr von Medizin und vom Heilen verstanden als die von Ort zu Ort ziehenden Quacksalber.

Die Betreuung der Seele hatte bei den Orden zwar immer Vorrang, doch der Körper galt als ihr Partner und wurde deshalb nach bestem Wissen gepflegt.

Das Haus für die Kranken lag im Kloster meist neben dem des Abts. Hier konnten in manchen Klöstern bis zu 100 Patienten aufgenommen werden. In den Statuten der Zisterzienserklöster werden auch eigene Krankenhäuser für die Armen erwähnt. Es gab ferner isoliert liegende Pflegestationen für Aussätzige und Pestkranke.

Aus der Lebensbeichte des Abtes Wilhelm des Seligen von Hiersau (Schwarzwald) geht hervor, wie die Kranken in einem mittelalterlichen Kloster behandelt wurden. Ähnlich wie in unseren heutigen Kliniken gab es schon im 11. Jahrhundert einen Aufnahmeraum.

Ein Priester stellte die Diagnose. Dann kam der Patient in den großen Krankensaal, der meist im Dämmerlicht lag und durch kleine Öffnungen an der Decke Frischluft erhielt. Hier wurde der Kranke mit Salben und Medikamenten versorgt, die im Kloster nach eigenen und den Rezepten der antiken Heilkundigen hergestellt wurden.

Besonders geschickt und kundig waren Nonnen und Mönche in Klosterkliniken beim Anlegen von Verbänden, die Knochenbrüche und äußere Verletzungen und Wunden heilen konnten. Für Wundauflagen und zur Linderung von Entzündungen setzten sie spezielle Heilpflanzen ein.

Ein Trank, der Lebensgeister
wieder aufweckte

Der behandelnde Priester besuchte den Patienten mehrmals täglich, aber auch nachts. Laienbrüder und Klosterschüler halfen ihm, die Wirkung der Arzneien zu beobachten. Traten Krisen auf, mischte der Priesterarzt oft einen Trank aus Gewürzen und Heilpflanzen, für den besonders Pfeffer, Zimt, Ingwer, Kamille, Wermut, Baldrian und Honig verwendet wurden. Eine merkwürdige Mischung – sie soll aber die Lebensgeister nicht selten wieder geweckt haben.

Beinwell

Er wurde von den Mönchsärzten des Mittelalters vor allem bei Beinverletzungen und Knochenbrüchen verwendet. Seine schmerzlindernde Wirkung konnte in unseren Tagen der Rennfahrer Niki Lauda erfahren. Nach seinem schrecklichen und folgenschweren Unfall auf dem Nürburgring konnte zwar durch die moderne Medizin die Gefahr für sein Leben abgewendet werden, es hielten sich jedoch hartnäckig heftige Schmerzen in den Beinen.

»Da probierte ich es mit Auflagen aus Beinwell«, berichtete sein Betreuer Dunge. »Und es war fast wie ein Wunder – es half. Nach kurzer Zeit war Niki schmerzfrei.«

Beinwell erwähnte schon ein Militärarzt Neros, der im ersten Jahrhundert nach Christus lebte. Seine Rezepte wurden später zum festen Bestandteil der Klostermedizin, die diese Erkenntnisse aufgriff.

Hildegard von Bingen hinterließ ein Beinwell-Rezept zur Heilung von Bauchfellrissen. Zugleich empfahl die Heilige den Einsatz dieser Pflanze zur Behandlung von Geschwüren.

Inzwischen hat die Medizin erkannt, daß Beinwell viele Schleimstoffe, Gerbstoffe und vor allem Allantoin enthält. Allantoin fördert die Bildung von Bindegewebe, das über Verletzungen entsteht und sich später in Narben umwandelt.

Dieser Wirkstoff ist nur ganz selten in Pflanzen enthalten. Normalerweise ist er ein Abbauprodukt des Harnstoffwechsels. Er findet sich zum Beispiel im Harn von Milchkälbern.

Wirkstoffe der Beinwellwurzel werden für eine Vielzahl von wundheilenden Salben und Pasten verwendet. Aber auch für Sonnenschutzmittel. Außerdem sind sie ein Bestandteil von Zahnpasten, Gesichtswasser und kosmetischen Produkten.

Die reizmildernden und entzündungshemmenden Eigenschaften des Beinwells empfehlen seinen Einsatz auch bei Bandscheibenschäden sowie bei rheumatischen und degenerativen Prozessen in Knochen und Gelenken.

Kombiniert mit Vitaminen, Johanniskraut, Mineralien und anderen Stoffen soll Beinwelltee Altersschwäche und Abnutzungserscheinungen günstig beeinflussen.

Auch diese Heilpflanze zeigt uns heute also, wie vernünftig viele Empfehlungen der Klostermedizin sind.

Empfehlungen für häusliche Anwendungen:
Für Breiumschläge (Kataplasmen) entweder frische, fein zerriebene oder getrocknete pulverisierte Wurzeln verwenden. Davon drei Eßlöffel mit Wasser zu einem Brei verrühren, auf einen Leinenumschlag auftragen und auf die betroffene Stelle legen. Umschlag nach zwei bis drei Stunden erneuern.

Dosierung:
Für den Tee zwei bis drei Eßlöffel der feingeriebenen Wurzel auf eine Tasse Wasser nehmen, ca. 20 Minuten lang kochen lassen. Täglich zwei bis drei Tassen trinken.

Wirkungen:
Die Inhaltsstoffe des Beinwells wirken entzündungshemmend, reizmildernd und fördern durch die Bildung von Bindegewebe den Heilungsprozeß.

Nebenwirkungen:
Keine bekannt.

Gegenanzeigen:
Keine bekannt.

Wechselwirkungen mit anderen Medikamenten:
Bisher sind keine bekannt.

Ringelblume

Die Ringelblume gehört ebenfalls zu den alten Heilpflanzen, die bei Entzündungen von Haut und Schleimhäuten, Riß-, Quetsch- und Brandwunden helfen können.

Neben vielen Anwendungen, die heute nicht mehr zweckmäßig sind (zum Beispiel bei Menstruationsbeschwerden), gab es schon in früheren Jahrhunderten auch solche, die sich auch aus heutiger Sicht als absolut richtig erweisen. So schreibt z. B. Jacob Theodor Tabernaemontanus (1520–1590) in seinem Kräuterbuch: »...ist sie sonderlich gut und nützlich, die Verstopfung der Leber zu eröffnen«. Heute wissen wir, daß die Ringelblume bei Gallenbeschwerden helfen kann.

Bauern nutzten eine Besonderheit der Pflanze zur Wettervorhersage: Waren die Blüten am frühen Morgen schon geöffnet, blieb es den ganzen Tag schön. Nach sieben Uhr früh noch geschlossene Blüten kündigten Regen an – hieß die meist zutreffende Regel.

Die Pflanze, die von der Medizin jetzt wiederentdeckt wurde, gehört zur Gattung der Korbblütler. Man nennt sie auch Goldblume, Regenblume (wegen der präzisen Wettervorhersage), Ringelrose. Sie wird bis zu 70 Zentimeter hoch und hat gelbe bis gelborange Blüten. Die Fruchtstände stehen in einem Kreis, daher bekam die Pflanze ihren deutschen Namen. Rund zwanzig verschiedene Arten sind bekannt. Von der Heilwirkung der Ringelblume wußten schon die Römer.

Die heilige Hildegard von Bingen empfahl die Pflanze gegen Verdauungsstörungen, wenn diese durch Gallenprobleme verursacht wurden. Der Saft der Ringelblume wurde nach den Rezepten der Äbtissin der Klöster Disibodenberg und Rupertsberg bei Bingen mit Ingwerpulver vermischt und in kleinen Kuchen aus Bohnenmehl verbacken. Sie sollten nüchtern und nach dem Frühstück gegessen werden. Durchaus zweckmäßig setzte man Ringelblumensalben bei Wunden ein.

Inzwischen haben sich die Pharmakologen der Heilpflanze angenommen und ihre Wirkstoffe genau analysiert. Die Ringelblumenblüten enthalten ätherisches Öl, Bitterstoffe, sogenannte Flavone (hauptsächlich einen Stoff mit dem Namen Quercetin und Kampferol-O-Glykoside) sowie dem Karotin ähnliche Farbstoffe. Die Flavone sind interessante Stoffe. Ihre biologische Funktion ist noch nicht genau erforscht, wahrscheinlich schützen sie Pflanzen gegen Viren, kontrollieren ihr Wachstum mit und locken vielleicht auch Insekten an.

Die aus verschiedenen Pflanzen isolierten Flavone haben beim Menschen unterschiedliche Wirkung. Die Flavone der Mariendistel wirken zum Beispiel gegen Lebergifte, die des Weißdorns stärken das Herz, die Flavone der Kamille sind krampflindernd.

Der Ringelblume sagt man eine spezielle Wirkung gegen Viren nach. Deshalb sind Ringelblumenextrakte Bestandteil verschiedener gegen Grippe angepriesener homöopathischer Medikamente.

Empfehlungen für häusliche Anwendungen:
Behandlung von Entzündungen der Haut und der Schleimhäute, Riß-, Quetsch- und Brandwunden sowie innerlich als Tee bei Beschwerden im Bereich der Galle.

Dosierung:
Zwei bis drei Teelöffel getrocknete Blüten mit einer Tasse kochendem Wasser übergießen, zehn bis fünfzehn Minuten ziehen

lassen, durch ein Sieb seihen. Bei Gallenbeschwerden mehrmals täglich eine Tasse frisch zubereiteten Aufguß trinken (wenn der Arzt nichts anderes verordnet).

Äußerliche Anwendung: Rachenraum mit warmem Aufguß mehrmals täglich spülen oder gurgeln. Bei Wunden Zellstoff oder ähnliches Material mit dem Aufguß durchtränken und auf die Wunden legen (allerdings nicht, wenn sie noch offen sind). Die Umschläge müssen mehrmals täglich gewechselt werden.

Wirkung:
Die Wirkung bei äußeren Verletzungen wird mit bakterienabtötenden Inhaltsstoffen erklärt. Möglicherweise bekämpft die Heilpflanze – wie erwähnt – auch Viren. Die Forschungen sind noch nicht abgeschlossen.

Nebenwirkungen:
Keine bekannt.

Gegenanzeigen:
Allergie gegen Korbblütler.

Wechselwirkungen mit anderen Medikamenten:
Bisher sind keine bekannt.

Blutwurz

Unscheinbar sieht die zur Familie der Rosengewächse gehörende Blutwurz (Tormentill) aus, die auf der ganzen nördlichen Erdhalbkugel, aber auch in Chile und Australien vorkommt. Sie wird auch in allen mittelalterlichen Kräuterbüchern beschrieben und galt zugleich als Mariensymbol. Hippokrates und Hildegard von Bingen erkannten bereits die adstringierende (zusammenziehende) und entzündungswidrige Wirkung der Inhaltsstoffe. In alten Kräuterbüchern werden viele Beschwerden aufgezählt, bei denen die Blutwurz helfen könnte. So zum Beispiel Magen-

und Darmblutungen, Regelstörungen und ähnliches. Diese Empfehlungen gelten heute nicht mehr. Sie kamen zustande, weil viele mittelalterliche Ärzte und natürlich auch Nonnen und Mönche der sogenannten Signaturlehre des Paracelsus anhingen. (Siehe dazu auch meine Ausführungen über die Melisse, Seite 17) Danach sollte man ja bereits aus der Form und der Farbe von Steinen, Pflanzen und anderen Heilmitteln schließen können, bei welchen Krankheiten sie helfen. Was gelb war, war danach gut bei Leberkrankheiten, und was rot war – und der Wurzelstock der Blutwurz hat diese Farbe –, sollte bei allem helfen, was mit Blut zu tun hat: Bluthusten, blutige Durchfälle, Gebärmutterblutungen, Nasenbluten usw.

Empfehlungen für häusliche Anwendungen:
Aus heutiger Erkenntnis ist der Tee aus den Wurzeln oder den Blättern der Blutwurz bei Durchfällen und – äußerlich angewandt – bei Schleimhautentzündungen zweckmäßig.

Dosierung:
Ein bis zwei Teelöffel Blutwurz mit einer Tasse kochendem Wasser übergießen, zehn Minuten ziehen lassen und durch ein Teesieb filtern. Dreimal täglich eine Tasse in kleinen Schlucken trinken.

Wirkungen:
Die Blätter, aber noch viel mehr die Wurzeln haben einen hohen Anteil an Catechin-Gerbstoffen (Tormentill-Gerbsäure und Tormentill-Rot) sowie weitere Inhaltsstoffe, die adstringierend, also zusammenziehend, wirken. Aus diesem Grund eignet sich Blutwurztee auch hervorragend als Gurgelmittel bei Zahnfleischbluten und Mundschleimhautentzündungen. Darüber hinaus wirkt Blutwurz auch stopfend.

Nebenwirkungen:
Wird zu starker Tee getrunken – oder zuviel davon –, kann der hohe Gerbsäureanteil Brechreiz auslösen.

Wechselwirkungen mit anderen Medikamenten:
Bisher sind keine bekannt.

Acker-Zinnkraut

Blutstillend wirkt auch das zu den Schachtelhalmgewächsen gehörende Acker-Zinnkraut. Es selbst zu sammeln, möchte ich jedoch nicht empfehlen, da die Verwechslungsgefahr mit anderen Schachtelhalmarten, die giftig sind – etwa der Waldschachtelhalm oder der Sumpfschachtelhalm –, ziemlich groß ist. Der Sumpfschachtelhalm wird zum Beispiel für die Taumelkrankheit bei Rindern und Pferden verantwortlich gemacht. Der Waldschachtelhalm enthält Spuren von giftigen Alkaloiden. Ein Teeabsud des in der Apotheke als Equiseti herba angebotenen Acker-Zinnkrautes eignet sich als Spülmittel bei Zahnfleischbluten oder Entzündungen im Mund- und Rachenbereich. In der Apotheke kann man sich darauf verlassen, daß man wirklich nur das einwandfreie Acker-Zinnkraut erhält. Das Deutsche Arzneibuch (DAB 8) verlangt ausdrücklich, daß die Ware auf Verfälschungen besonders mit dem giftigen Sumpfschachtelhalm überprüft wird.

Empfehlungen für häusliche Anwendungen:
Zur Anwendung empfehlen sich neben dem Tee auch Fußbäder mit Acker-Zinnkraut-Extrakten.

Dosierung:
Einen Teelöffel des getrockneten Krautes pro Tasse kalt ansetzen und langsam zum Kochen bringen. Kurz ziehen lassen und absehen. Ein bis drei Tassen pro Tag trinken.

Acker-Zinnkraut hat einen hohen Anteil an Kieselsäure. Sie wirkt blutstillend und gewebefestigend.

Nebenwirkungen:
Bei bestimmungsmäßigem Gebrauch keine bekannt.

Gegenanzeigen:
Keine bekannt.

Wechselwirkungen mit anderen Medikamenten:
Keine bekannt.

Arnika

Wenn Johann Wolfgang von Goethe Herzbeklemmungen verspürte, ließ er sich einen Tee aus Arnika kochen. Er verhalf ihm zu neuen Kräften und schaffte Erleichterung.

Die von den alten Klostermönchen verwendete Arnika-Art wächst in Gebirgen und auf Bergwiesen der süd- und mitteleuropäischen Gebirge bis zu 2000 Meter Höhe. Nur in der Schweiz und in Österreich findet man sie noch in größeren Mengen. Kultivierungsversuche scheiterten bisher. Auf Feldern angebaut werden kann jedoch eine andere, aus Amerika kommende Arnika-Art.

Typisch für diese Pflanze sind ein schief an der Erde liegender, meist einfacher Wurzelstock, ein Stengel mit wenigen länglich-eiförmigen, ganzrandigen Blättern und dunkelgoldgelben Blütenkörbchen.

Die Wurzel enthält Gerbstoff, Harz, Fett, gelbliches ätherisches Öl und Arnicin. Die für die heutige Verwendungsmöglichkeit wichtigen Blüten enthalten neben Arnicin ein kamillenartig riechendes ätherisches Öl.

Arnika ist als Volksheilmittel seit langem im Gebrauch. Allgemein medizinisch angewendet wurde die Pflanze aber erst im vorigen Jahrhundert. Sie genoß einen guten Ruf, geriet aber sehr bald wieder in Vergessenheit.

Üblich war früher eine Arnikatinktur, die durch Auspressen der ganzen blühenden Pflanze und Mischen des Saftes mit Alkohol sowie durch »achttägiges Digerieren« von einem Teil Blüten mit zehn Teilen Alkohol gewonnen wurde. Man verwendete diese Tinktur zu Umschlägen bei Blutergüssen und Quetschungen sowie als Wundheilmittel.

Empfehlungen für häusliche Anwendungen:

Das Bundesgesundheitsamt empfiehlt in seiner Monographie die Anwendung von Arnika in folgenden Bereichen: »Verletzungs- und Unfallfolgen, z. B. bei Hämatomen (Blutergüssen), Distorsionen (Zerrungen), Prellungen, Quetschungen, Frakturödemen (Schwellung nach Brüchen), bei rheumatischen Muskel- und Gelenkbeschwerden. Bei Entzündungen der Schleimhäute von Mund- und Rachenraum, Furunkulose und Entzündungen als Folge von Insektenstichen; Oberflächenphlebitis (Venenentzündung).«

Dosierung:

Etwa ein bis zwei Teelöffel Arnikablüten werden mit einer Tasse kochendem Wasser übergossen und nach zehn Minuten durch ein Teesieb geseiht. Soweit nicht anders verordnet, wird Leinen, Zellstoff oder ein ähnliches Material mit dem Aufguß durchtränkt und auf die entsprechenden Körperpartien aufgelegt. Die Umschläge werden mehrmals täglich gewechselt.

Wirkungen:

Die Inhaltsstoffe werden zur Zeit intensiv erforscht. Es sind unter anderem Flavonoide (z. B. Isoquericitrin, Luteolin-z-glucosid und Astragalin), ätherisches Öl (mit Thymol und Thymolderivaten), Phenolcarbonsäuren (Chlorogensäure, Cynarin, Kaffeesäure) und Cumarine (Umbelliferon, Scopoletin). Sie wirken anregend auf die örtliche Durchblutung.

Nebenwirkungen:

Als Nebenwirkungen nennt das Bundesgesundheitsamt in der Monographie: »Längere Anwendung an geschädigter Haut, z. B. bei Verletzungen oder Ulcus cruris (Beingeschwür), ruft relativ häufig ödematöse Dermatitis (Hautentzündung) mit Bläschenbildung hervor. Ferner können bei längerer Anwendung Ekzeme auftreten. Bei hoher Konzentration in der Darreichung sind auch primär toxisch bedingte Hautreaktionen mit Bläschenbildung bis zur Nekrotisierung (Gewebszerstörung) möglich.«

Gegenanzeigen:

Arnika wird vom Bundesgesundheitsamt nicht zur inneren Anwendung empfohlen. (Es gibt aber verschiedene verschreibungspflichtige Herz- und Bronchialmittel, die Arnika-Inhaltsstoffe enthalten.)
Gegenanzeigen bestehen bei bekannter Überempfindlichkeit gegenüber Korbblütlern wie z. B. Kamillenblüten, Ringelblumen.

Wechselwirkungen mit anderen Medikamenten:

Bisher sind keine bekannt.

Kräutergeister, Magenbitter und Klosterliköre

Ein Dankesbrief an die Benediktiner

Wenn die Mönche in dem Kloster Schweiklberg bei Vilshofen Besuchern etwas Besonderes zeigen wollen, holen sie einen Brief aus dem Archiv. Er stammt von einem Bergsteiger, der 1980 den Mount Everest bezwang. Ohne den »Schweiklberger Geist«, so teilt der Mann darin mit, hätte er den mit 8848 Metern höchsten Berg der Erde wohl nie bestiegen. Der Trank habe ihn bei Unpäßlichkeiten gestärkt und ihm bei seinem beschwerlichen Weg geholfen: tröpfchenweise auf einem Stück Zucker.

Das Benediktinerkloster bei Vilshofen gehört zu den deutschen Klöstern, die heute noch Arzneimittelspezialitäten nach jahrhundertealter Tradition herstellen – als alkoholisches Destillat. Schon in Urzeiten war die Bedeutung des Alkohols als Lösungsmittel für Wirkstoffe aus Kräutern bekannt. Aus alten Keilschrift-Texten geht hervor, daß bereits im dritten Jahrtausend vor Christus Wein als Lösungsmittel für Kräuter verwendet wurde. Paracelsus, der Arzt des Mittelalters, erfand die Bezeichnung »Weingeist« für »jenen flüchtigen Stoff, der beim Erhitzen des Weines entweicht«. Gewürzweine wurden von den Mönchsärzten im Mittelalter außer zur Behandlung von Magen- und Darmstörungen auch zur Behandlung verschiedener Fieberkrankheiten eingesetzt.

Nur so bleiben die Kräutersubstanzen »stabil«

Im Laufe der Zeit wurde Wein zunehmend von Äthylalkohol abgelöst. Er ist in Klosterarzneien und modernen Pharmaka in hoher Konzentration zu finden. Das hat bei Ärzten zu erheblichen Bedenken geführt. Sie weisen auf mögliche Gefahren für alkoholkranke Patienten hin. Das Argument der Hersteller ist: Erst bei genügend hoher Alkoholkonzentration könne man die Wirksubstanzen voll aus den Kräutern herauslösen; nur so bleiben die Substanzen »stabil«, wie die Naturwissenschaftler sagen. Das heißt, sie verlieren über Jahre hinweg nicht ihre heilende Wirkung.

Damit solche Arzneien dem Patienten zuträglich sind, müssen sie in der richtigen Dosierung eingenommen werden. Man sollte sie mit Wasser oder anderen Flüssigkeiten entsprechend verdünnen: zumeist mit der doppelten Menge. Grundsätzlich muß jedoch in allen Fällen, wenn man nicht so genau weiß, wie »hochprozentig« die Arznei ist, ein Apotheker um Rat gefragt werden. Im allgemeinen sind alle diese mit Alkohol angereicherten Mittel aber mit Inhaltsbeschreibungen versehen, die eine genaue Dosierung vorschreiben.

Von den Mönchen wurden – und werden noch heute – solche Kräutergeister, Magenbitter und Klosterliköre vorwiegend bei Appetitlosigkeit, nervösem Darm und Magen und schlechter Verdauung eingesetzt.

Interessant ist die Geschichte des Klosters Schweiklberg und des »Schweiklberger Geistes«, der heute noch von vielen Menschen bei Unpäßlichkeiten und nervösen Störungen hilft.

Warum die Mönche ihr Geheimnis preisgeben mußten

Wie alle Angehörigen dieses Ordens leben auch die Mönche in Schweiklberg nach den Regeln des heiligen Benedikt (lat. Benedictus, »der Gesegnete«, er lebte von 480 bis 543). Sie besagen, daß nur im Kloster ein asketisches Leben geführt werden kann – daß aber asketische Übungen mit »nützlichen Arbeiten« abzuwechseln hätten.

Kloster Schweiklberg ist relativ jung. Es wurde erst im Jahre 1904 gegründet und von Mönchen der Abtei St. Ottilien (Bayern) besiedelt. Es gilt als ausgesprochenes Missionskloster und betreut Gemeinden in Korea und Afrika.

So ist es kein Wunder, daß Abt Coelestin Maier, der veranlaßte, daß die Mönche nach jahrhundertealter Tradition ihres Ordens im Jahre 1921 wieder mit der Arzneimittelherstellung begannen, auch exotische Ingredienzien mitverwendete.

Coelestin Maier kam 1871 in Nattenberg zur Welt und besuchte die Benediktiner-Gymnasien in Metten und St. Ottilien. Im Kloster machte er bald Karriere. Noch in St. Ottilien wurde Coelestin Maier Prior und Cellerar. 1904 wurde ihm die Gründung des Missionsklosters Schweiklberg übertragen. Noch vor der Erhebung zur Abtei und der Ernennung Maiers zum ersten Abt von Schweiklberg beschlossen die Mönche, eine eigene Kräuterarznei herzustellen. Coelestin Maier (der 1935 starb) ließ vieles überprüfen und entschloß sich dann für eine relativ kräftige Spezialität, die nicht weniger als 77 Prozent Alkohol enthält. Als »Schweiklberger Geist« wurde sie nicht nur in der näheren Umgebung ein geschätztes Hausmittel, sondern über Apotheken auch in München, Frankfurt und anderen Städten verkauft.

Vergnügt erzählen heute die Mönche, daß Abt Coelestin im Kreise anderer Mönche gern Witze machte, weil sein »Geist« recht stark war und ihn dazu ermunterte. Die hohe Alkoholkonzentration soll, wie schon gesagt, die wertvollen Inhaltsstoffe »stabil« halten.

Die ersten Jahrzehnte hüteten die Mönche das Rezept für den »Schweiklberger Geist« als großes Geheimnis. Das neue Arzneimittelrecht gestattet dies nicht mehr. Jeder Verbraucher muß genau erfahren, welche Inhaltsstoffe sich in einer Arznei befinden. Deshalb lüfteten die Mönche das »Arcanum« und geben seit einigen Jahren auf ihren Flaschen den genauen Inhalt des Mittels an.

Melisse ist der Hauptbestandteil des »Geistes« aus dem Kloster. Ginseng ist ebenfalls enthalten. Diese wertvolle Wurzel ließen sich die Mönche früher von ihren Missionsstationen in Korea direkt schicken und im Kloster Schweiklberg von Hilfskräften reiben. Heute kaufen sie die Ingredienzien wie andere Arzneimittelhersteller bei Spezialimporteuren. Unter den weiteren Bestandteilen finden sich Wirkstoffe von Pflanzen wie Wacholder, Enzian, Zimt und Zitrone.

Eine Autostunde westlich von Vilshofen befindet sich ein weiteres Kloster, das ebenfalls eine stark alkoholhaltige (75prozentige) Arznei herstellt. Sie wird für die gleichen Zwecke verwendet wie das Produkt der Benediktiner von Schweiklberg. Hersteller sind die »Unbeschuhten Karmelitern von St. Josef« in Regensburg. Dieser Mönchsorden wurde 1156 auf dem Berg Karmel in Palästina von Berthold, einem Kreuzfahrer aus Kalabrien, gegründet. Er stellte schon im 14. Jahrhundert ein »extraordinaires Schlagwasser« her, das damals als Hilfe bei Schwindel, schlechtem Gedächtnis und »anderen Kopfschwachheiten« angeboten wurde.

Das Produkt, das heute im Regensburger Kloster hergestellt wird, entwickelte Pater Ulrich Eberskirch im Jahre 1721. Hauptbestandteil ist – wie in Schweiklberg – die Melisse, die im Klostergarten angebaut wird. Zwölf andere Heilpflanzen und Gewürze kommen dazu.

Nicht ganz so starke Kräuterliköre liefern Klöster wie Ettal oder Andechs. Manches Kloster verfügt über einen eigenen Apothekergarten, in dem viele Kräuter gezogen werden, die nach jahrhundertealter Erfahrung zum Beispiel bei Magenbeschwerden, der Hauptindikation der klösterlichen »Geister«, helfen können.

Die als alkoholische Destillate früher nur von den Mönchen und Nonnen erhältlichen Arzneispezialitäten bekommt man heute auch in Apotheken und im Handel.

Melissengeist

Nach der Reformation wurden von vielen Klöstern »stärkende Melisse-, Wasser- und Geist-Öle« hergestellt. Zentren des Handels mit »Melisse-Liqueuren« waren Frankfurt, Erfurt und

Nürnberg. Manche Klöster geben auch heute noch selbsthergestellten Melissengeist an Verbraucher ab, der übrigens nicht nur verdünnt getrunken, sondern auch äußerlich angewandt werden kann: ein paar Tropfen über Stirn und Schläfen gerieben, beruhigen.

Über Gehalt und Wirksamkeit der heilkräftigen Wirkstoffe der Melisse – und übrigens auch aller anderen Heilpflanzen, deren Effekt auf ätherischen Ölen beruht – entscheiden der Standort der Pflanze, der Zeitpunkt der Ernte und die »Rasse« der betreffenden Heilpflanze.

Bei der Melisse, Hauptbestandteil des Melissengeistes, sind die heilkräftigen Wirkstoffe in den ätherischen Ölzellen der Pflanze enthalten, jedoch nur bis unmittelbar vor dem Zeitpunkt der Blüte. Die unzähligen Melissearten, die sich weltweit im Laufe der Jahrtausende entwickelten, enthalten unterschiedlich viel ätherisches Öl. Das zur Zeit gültige Deutsche Arzneibuch, achte Ausgabe 1978 (DAB 8), schreibt zum Beispiel für Melissen-Arzneipflanzen einen Mindestgehalt von 0,05 Prozent an ätherischen Ölen vor. Ganz bevorzugte Wachstumsgebiete in der Bundesrepublik Deutschland liefern gute Pflanzen, die einen Gehalt von 0,1 Prozent oder auch etwas mehr an ätherischen Ölen haben. Einem großen deutschen Hersteller von Melissengeist gelang es in Zusammenarbeit mit spanischen Partnern, im Ebrodelta eine Melissenpflanze zu züchten, die einen Gehalt von durchschnittlich 0,8 Prozent an ätherischen Ölen hat.

In historischen Zeiten übernahm ein eigener Berufszweig die Beschaffung der Rohstoffe. Im alten Griechenland hießen die Pflanzenbeschaffer »Rhezotomen« – Wurzelschneider. In unserem Kulturkreis waren es die Wurzelgräber und Kräutersammler. In armen Gebieten, wie zum Beispiel Thüringen, konnten Zehntausende von Familien nur mit der Hilfe dieser Erwerbsquelle überleben. Auch damals wußten erfahrene »Kräuterweiber«, daß die Heilkräfte einer Pflanze nicht zu jeder Zeit gleich wirksam sind. Viele, zum Teil auf abergläubischen Ansichten beruhende Erntevorschriften sind darauf zurückzuführen.

Jedes Kraut hatte seine bestimmte Sammelzeit, die nicht selten einen Bezug zu einem kirchlichen Fest hatte. Eisenkraut zum Beispiel sollte nur am Dienstag vor dem Fest des Heiligen Johannes (24. Juni) gesammelt werden.

Die Rohstoffe wurden nach dem Sammeln von einem anderen Berufszweig weiterverarbeitet, den sogenannten Stößern. Ihre Aufgabe war es, die Pflanzen zu zerkleinern und zu zerstampfen. In Venedig zum Beispiel hatten die Stößer schon im 14. Jahrhundert ihre eigene Zunft. In Deutschland arbeiteten die Gehilfen der Apotheker in einem besonderen Raum, in der Stoßkammer.

Spezielle Händler, die sogenannten Buckelapotheker, brachten die Destillate dann unter die Leute. Zum Hauptgeschäft, besonders auch in den Messestädten Frankfurt, Nürnberg und Erfurt, wurde der Handel mit »Melissenliqueuren« aus der »Krautzitronenmelisse«.

Schon im 16. Jahrhundert waren die Landesherren, wie Dokumente von damals beweisen, besorgt, daß das Melissenöl seine Qualität behielt. Landfahrer, die Verfälschungen in den Handel brachten, wurden streng bestraft.

Im Jahr 1826 destillierte dann die 51jährige Klosterfrau Maria Clementine Martin in Köln erstmals das »aechte« Melissenwasser. Die Nonne war in einem Brüsseler Karmeliterinnen-Kloster zur Apothekerin ausgebildet und dabei mit den Geheimrezepten der Heilkunst des Ordens vertraut gemacht worden. Nachdem Napoleon die Klöster in Belgien aufgelöst hatte, widmete sie sich der Krankenpflege. Auf dem Schlachtfeld von Waterloo nannte man die tapfere Klosterfrau den »Engel der Verwundeten«. Ihr Melissengeist findet sich heute in nahezu jeder deutschen Hausapotheke. Er enthält neben der Melisse noch zwölf weitere Arzneidrogen, die nach einer Durchfeuchtung mit Äthylalkohol und anschließender Destillation in einem besonderen, bis heute streng geheimen Verfahren das wirkungsvolle Produkt ergeben. Unserem Arzneimittelrecht ist es zu verdanken, daß die Zusammensetzung kein Geheimnis der Klosterschwestern mehr ist. Es handelt sich um Pflanzen, die alle einst in Klostergärten gezogen wurden:

Alant

Diese Pflanze gehört zu der Familie der Korbblütler. Gesammelt wird vor allem der Wurzelstock, in dessen Knollen sich die heilkräftigen Wirkstoffe, besonders das Helenin, befinden. Wissenschaftlich nachgewiesen ist, daß die Bitterstoffe Magen- und Gallensaftproduktion anregen und den Husten lindern.

Alant-Plantagen befinden sich vor allem in Frankreich und in Südost- und Südeuropa. Sein lateinischer Name Helena lacrimae bedeutet »Tränen der heiligen Helena«. Der griechischen Mythologie nach soll die schöne Tochter der Leda und des Zeus den Alant in ihren Händen gehalten haben, als sie sich, obwohl mit Menelaos verheiratet, von Paris entführen ließ und damit den Trojanischen Krieg auslöste. Im Mittelalter galt Alant zeitweise als Allheilmittel und wurde auch als Zaubermittel verwendet.

Engelwurz (Theriakwurz)

Die Engelwurz gehört ebenfalls zu den in unserem Kulturkreis seit Jahrhunderten verwendeten Arzneipflanzen. Sie wurde hauptsächlich im sächsischen Erzgebirge, in Thüringen und Franken sowohl auf kleineren Feldern als auch in Hausgärten kultiviert. Verwendet wird die etwa zwei bis vier Jahre alte Wurzel der Pflanze, die vorwiegend Cumarine enthält. Sie wirkt wasserentziehend, magenberuhigend und krampflösend.

Ingwer

Dieses Gewürz stammt aus Asien, Westindien oder Afrika. Am ölreichsten ist der westafrikanische Ingwer. Bedeutende Inhaltsstoffe sind die Gingerole und die Methylgingerole. Ingwer ist übrigens auch der Bestandteil des bekannten Ginger Ale, des Ingwerbiers.

Nelkenöl

Ein weiterer wichtiger Melissengeistbestandteil ist das Nelkenöl. Es wird aus per Hand sorgfältig gepflückten Blütenknospen
der Gewürznelken gewonnen und stammt aus Sansibar, Mada-
gaskar sowie aus dem Fernen Osten. Ätherische Öle, wie das
Eugenol, sind die wichtigsten Inhaltsstoffe. Nelkenöl desinfi-
ziert und anästhesiert leicht lokal. Es ist zugleich Bestandteil vieler Mundwässer, Zahnpasten und Seifen.

Galgant

Das Ingwergewächs enthält ebenfalls Eugenol sowie Zinniol
und bestimmte Harze. Es stammt aus dem Fernen Osten und
wird bei uns schon seit tausend Jahren als Heilpflanze verwendet. Die Staude mit knollenartigen Wurzeln, die orchideenähnli-
che Blüten hat, wird heute vorwiegend auf der chinesischen Insel Hainan und dem gegenüberliegenden Festland angebaut.
Die heilige Hildegard von Bingen setzte die damals unter außerordentlich hohen Kosten importierte Galgantwurzel gegen
»Herzweh« ein.

Pfeffer

»Geh doch hin, wo der Pfeffer wächst!« lautet eine wenig freund-
liche Aufforderung. Schwarzer Pfeffer wächst auf Ceylon, Sumatra, Java, Borneo, den Philippinen, Malaysia, in der Karibik
und anderen tropischen Ländern. Das Pfefferweltmonopol, das
im Mittelmeer auch einmal die Fugger hatten, gab vielen deutschen Handelsstädten ihren Reichtum. Auch als Arzneimittel
wurde Pfeffer schon früh verwendet. Der deutsche Spruch »Der
Pfeffer hilft dem Mann aufs Pferd« weist darauf hin. Die Pfeffer-
früchte enthalten ätherische Öle und das Alkaloid Piperin. Die Inhaltsstoffe regen die Speichel- und Magensaftdrüsen an.

Enzian

Enzian galt im Altertum als Allheilmittel. In Deutschland verwendete man die Enzianwurzel als Ersatz für die geheimnisvolle Alraune. Ihr bekanntester Wirkstoff ist das Amarogentin, der bitterste bekannte Stoff der Welt. Noch in einer Verdünnung von 1:58 Millionen schmeckt er bitter. (Siehe auch Enzianschnaps, Seite 113)

Muskat

Muskat als Heil- und Gewürzpflanze war in der Antike offenbar unbekannt. Erst ab dem 12. Jahrhundert findet sich Muskat in Aufzählungen abendländischer Heilmittel. Hauptanbaugebiete liegen heute in Indonesien, Sumatra und auf den Molukken-Inseln. Die Pflanze enthält Alpha- und Betapinin und Myrestizin, zugleich Eugenol und andere Stoffe.

Pomeranzenschalen

Pomeranzen (Bitterorangen) stammen ursprünglich aus Südostasien und sind heute auch im Mittelmeergebiet beheimatet. Die Schalen ihrer reifen oder unreifen Früchte werden seit Jahrhunderten auch als Arzneimittel verwendet. Sie enthalten ätherische Öle und Bitterstoffe. Diese Inhaltsstoffe fördern die Magensaftbildung und damit die Verdauung.

Zimt

Das aus der Zimtrinde gewonnene Zimtöl stammt von zu den Lorbeergewächsen gehörenden Zimtbäumen, die vorwiegend in Ostasien wachsen. Als Heilmittel ist Zimt schon in einem 4700 Jahre alten chinesischen Kräuterbuch erwähnt. Auch die Ägypter und Phönizier kannte es. Über arabische Zwischenhändler kam der berühmte chinesische »Kassia«-Zimt im Mittelalter schon nach Mitteleuropa. Zimt enthält das wichtige Eugenol, Zimtaldehyd sowie verschiedene Säuren.

Kassiablüten

Dieser Bestandteil des Kölner Melissengeistes stammt von den Sträuchern und Bäumen der Kassie, von der es etwa 500 verschiedene Arten gibt. Bestimmte Arten liefern die als Arznei verwendeten Sennesblätter, die die Verdauung beschleunigen.

Kardamom

Kardamomstauden wachsen in Asien, aber auch in Mittelamerika. Das heilkräftige ätherische Öl ist lediglich in den Samenschalen enthalten. Seine Hauptbestandteile sind: Cinneol, Pinneol, Terpineol und Terpenylacetat. Es wirkt beruhigend.

Alkohol

Melisse und viele andere Heilkräuter wirken durch ihren Gehalt an ätherischen Ölen. Diese flüssigen Inhaltsstoffe der Pflanzenzellen kommen in Blättern, Blüten, Früchten und Wurzeln vor. Bis zur Blütezeit nehmen sie zu, danach stark ab. Die Bedeutung der ätherischen Öle für die Pflanzen ist nicht geklärt. Möglicherweise dienen sie zum Aufbau der Blüte und zum Anlocken der Insekten. Mit Wasser lassen sich die Stoffgemische nur zu zwei bis drei Prozent, in organischen Lösungsmitteln wie Äthylalkohol jedoch in viel größerem Maße lösen.
»Stabil«, d. h. gleichbleibend arzneilich wirksam, bleiben sie nur in unverdünntem Zustand oder in einer Lösung von hochprozentigem Äthanol (etwa 80 Prozent). Nur damit läßt sich die

Spaltung ihrer Wirkstoffe verhindern. Deshalb kann der Alkohol-Anteil der Melissengeist-Produkte nicht reduziert werden. Unmittelbar vor der Einnahme sind sie jedoch mit Flüssigkeit zu verdünnen, bis zu einem Alkoholgehalt von 26 Vol.-Prozent.

Empfehlungen für häusliche Anwendungen:

Melissengeist – mit dem Hauptbestandteil Melisse – kann bei folgenden Beschwerden angewandt werden: Störungen wie nervöse Kopfschmerzen, nervöse Magen- und Darmbeschwerden, nervöse Einschlafstörungen, nervöse Herzbeschwerden ohne organische Ursache, Wetterfühligkeit, Beschwerden in den Wechseljahren. Ferner ist er geeignet zur Vorbeugung und als unterstützende Maßnahme bei Erkältung und grippalem Infekt.

Melissengeist gilt außerdem als bewährtes Hausmittel zur äußeren Anwendung etwa bei Muskelkater, Hexenschuß und Erschöpfung.

Dosierung:

Zum Einnehmen werden ein bis zwei Teelöffel Melissengeist mit jeweils der doppelten Menge Wasser verdünnt.

Bei äußerlicher Anwendung kann er unverdünnt auf der Haut verrieben werden.

Wirkungen:

Die Terpene und die anderen Inhaltsstoffe entfalten eine Reihe von – im Laborversuch und in vielen klinischen Tests nachgewiesenen – Wirkungen, die gerade im Rahmen der Selbstmedikation von Bedeutung sind.

Beruhigende (sedative) Wirkung

Melissengeist kann bei Irritationen des vegetativen Systems sowie vegetativ gestörter Organfunktionen helfen.

Krampflösende (spasmolytische) Wirkung

Die Hauptterpene im Melissengeist wirken entkrampfend auf die glatte Muskulatur. Er kann deshalb zu Therapien im Bereich der glatten Muskulatur sowohl der Verdauungsorgane als auch der Atemwege eingesetzt werden.

Bakterienbekämpfende Wirkung
Die ätherischen Öle des Melissengeistes wirken in ihrer Gesamtheit gegen eine Vielzahl von Bakterienstämmen. Besonders deutlich ist dies bei Keimen, die Erkrankungen im Bereich der Bronchien auslösen. In jüngster Zeit wurde auch eine wachstumshemmende Wirkung auf Viren nachgewiesen: Eine mögliche Erklärung für den weitverbreiteten Einsatz bei Erkältungskrankheiten. Die Verflüssigung zähen Schleims, vor allem Bronchialschleims, ist dabei ein weiterer willkommener Effekt.

Äußerliche Wirkung
Äußerlich angewendet wirkt Melissengeist auf die empfindlichen Nervenenden in der Haut. Dadurch kann nicht nur der betreffende Bereich positiv beeinflußt werden. Über die sogenannten »Reflexbögen« sind auch tiefer liegende Organe und Muskelbereiche erreichbar. Dies erklärt die Wirkung von Melissengeist bei Ischias und »Hexenschuß«.

Nebenwirkungen:
Alkoholgefährdete sollten bei der innerlichen Anwendung auf pflanzliche Heilmittel, die nicht in Alkohol gelöst sind, ausweichen.

Gegenanzeigen:
Alkoholgefährdung

Wechselwirkungen mit anderen Medikamenten:
Je nach Alkoholkonzentration und Menge wie bei Alkohol: potenzierende Wirkung vor allem für Schmerzmittel, Schlafmittel, Beruhigungsmittel, bestimmte Blutdruckmittel.

Enzianschnaps

Ein anderer »Geist« mit vielhundertjähriger Geschichte wird aus einer Pflanze gewonnen, die unter Naturschutz steht: der besonders in den Alpenländern beliebte Enzianschnaps aus dem gelben oder dem purpurnen Enzian. Nicht nur in Bayern und Österreich, auch in der Schweiz, Frankreich und Italien ist er Genußmittel und Medizin zugleich. Er wird aus dem Wurzelstock einer Pflanze gewonnen, die erst im zehnten Lebensjahr zu blühen anfängt und 60 bis 70 Jahre alt werden kann. Um 100 Liter Edelenzian gewinnen zu können, braucht der Schnapsbrenner 1000 kg Enzianwurzeln. Seit Jahrhunderten bemühten sich deshalb die Menschen, die Pflanze durch besondere Rechtsverordnungen zu schützen. Bauern, die das Recht hatten, Enzianwurzeln zu graben, durften dies nur alle achtzehn Jahre tun.

Empfehlungen für häusliche Anwendungen:
Nach einem fetten Essen kann ein Enzian »verdauungsfördernd« wirken.

Dosierung:
Ein Schnapsglas voll nach dem Essen.

Wirkungen:
Enzian enthält Amarogentin, das ist der bitterste bekannte Stoff der Welt. Selbst nach einer Verdünnung von 1:58 000 000 schmeckt man den Bitterstoff noch. In Bayern gibt es deshalb das geflügelte Wort: »etwas hantig (bitter) wie Enzian«. Wenn die Bitterstoffe mit den Geschmacksknospen der Zunge in Berührung kommen, wird auf reflektorischem Wege im Körper alles angeregt, was für die Verdauung von Bedeutung ist. Speichel-, Magen- und Gallensäfte sowie der Bauchspeicheldrüsensaft werden vermehrt gebildet, ebenso das Magensafthormon Gastrin, das u. a. die Salzsäurebildung im Magen reguliert, Magen- und Darmbewegungen werden gefördert.

Wer besonders empfindlich ist, kann leicht Kopfschmerzen bekommen. Alkoholgefährdete sollten auf andere pflanzliche Hausmittel, die nicht in Alkohol gelöst sind, ausweichen.

Gegenanzeigen:
Alkoholgefährdung

Wechselwirkungen mit anderen Medikamenten:
Je nach Konzentration und Menge wie bei Alkohol.

Wacholderbranntwein

Fließend ist die Grenze zwischen Genußmittel und Heildroge auch beim Wacholderbranntwein. Die Früchte des Wacholderbaumes, der bei uns unter Naturschutz steht, dessen Beeren aber gesammelt werden dürfen, werden schon seit Jahrtausenden für medizinische Zwecke eingesetzt. Hippokrates (459–377 v. Chr.), Dioskurides (um 100 n. Chr.) sowie Galen (129–200 n. Chr.) hinterließen Rezepte. Auch in Schriften der berühmten »Schule von Salerno«, dem Ursprung aller medizinischen Fakultäten Europas, die im 11. bis 13. Jahrhundert ihre höchste Blüte erreichte, wird von Wacholderzubereitungen berichtet. Die Äbtissin Hildegard von Bingen empfahl die Heilpflanze ebenfalls. In Form des Branntweins gibt es Wacholder etwa seit dem 12., 13. Jahrhundert. Im 15. Jahrhundert brannten Thüringer grüne und schwarze Wacholderbeeren, tranken das Destillat und waren überzeugt, daß sie wegen seiner hervorragenden Schutzwirkung »die Pest kaum packte«. Viele »Buckelapotheker« zogen als Hausierer durch ganz Deutschland, um ihre Wacholderschnäpse zu verkaufen. Wacholderbeeren sind auch die Grundlage für viele Branntweine, die zum Teil schon seit Jahrhunderten produziert werden.

Empfehlungen für häusliche Anwendungen:
Wie beim Enzian ist gegen ein Glas Wacholderschnaps nach einem schweren Essen nichts einzuwenden, sofern Sie gesund sind und keine Schwangerschaft besteht.

Dosierung:
Ein Schnapsglas voll.

Wirkungen:
Regt die Verdauung an. Verstärkt die Tätigkeit der Darmmuskulatur.

Nebenwirkungen:
Wer empfindlich ist, kann Magenschmerzen bekommen. Überdosierungen und dauernder Genuß können die Ursache für Nierenreizungen oder für Nierenschmerzen sein. Alkoholgefährdete sollten auf andere pflanzliche Heilmittel, die nicht in Alkohol gelöst sind, ausweichen.

Gegenanzeigen:
Alkoholgefährdung
Schwangere und Nierenkranke sollten weder Wacholdergeist noch andere Wacholderzubereitungen zu sich nehmen.

Wechselwirkungen mit anderen Medikamenten:
Je nach Konzentration und Menge wie bei Alkohol.

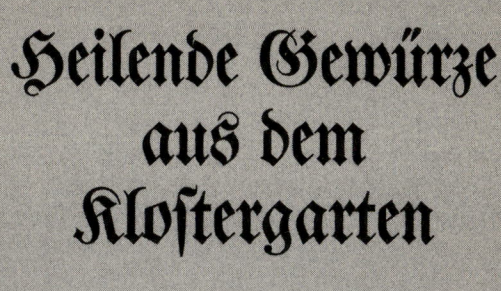

Heilende Gewürze
aus dem
Klostergarten

Ein Boom der Klostergärtnerei

Klöster setzten natürlich auch auf Selbstversorgung. Was in den frühmittelalterlichen Klostergärten alles angebaut wurde, steht z. B. in dem Lehrgedicht des Wahlafried Strabo, Abt des Benediktinerklosters auf der Insel Reichenau im Bodensee. (Er starb 849.) Einen wirklichen Boom erlebte die Klostergärtnerei im 13. und 14. Jahrhundert. Von überall her wurden Pflanzen beschafft, gezüchtet, untersucht, ob sie sich medizinisch verwenden lassen. Benediktiner, Augustiner, Dominikaner, Franziskaner tauschten Klostergärtner aus. Vom Kloster Tegernsee gibt es Urkunden, nach denen u. a. folgende Pflanzen angebaut wurden: Frauenminze, Salbei, Raute, Gurken, Melonen, Bohnen, Kümmel, Rosmarin, Meerzwiebeln, Anis, Kresse, Pestwurz, Petersilie, Sellerie, Liebstöckel, Sadebaum, Dill, Fenchel, Endivien, Senf, Mohn, Eibisch, Malven, Möhren, Kohlrabi, Schnittlauch, Zwiebeln, Porree, Rettich.

Ein gut geführter Klostergarten war nicht nur für die Klosterapotheke wichtig. Die Mönchsärzte wußten schon damals, daß eine ausgewogene Ernährung vielen Krankheiten vorbeugen kann. Hier einige von ihnen empfohlene Gewürze, die auch heute unserer Gesundheit in besonderem Maße dienlich sind.

Knoblauch

Den Knoblauch kannten schon die Germanen. Seit über 5000 Jahren wird er medizinisch genutzt. Als Arzneipflanze in die Klostergärten kam er – wie viele Heilkräuter – über den Mittelmeerraum. Seine Ur-Heimat ist Asien. In den Klöstern wurde er als Gewürz, Nähr- und Arzneimittel geschätzt.

Im kurbayerischen Intelligenzblatt, Nr. 4 vom 24. März 1775, ist die Erfahrung, die man im Mittelalter mit der Pflanze hatte, zusammengetragen. Dort heißt es über Knoblauch:
»Dies wissen die Jäger, Soldaten, Bauersleut gar wohl. Wie-

derum jene, welche zu gefährlichen Zeiten, wo Krankheit und böse Lüfte sich befinden, reisen müssen oder gar in solchen Orten sich länger aufhalten, sollten, um nicht mit der nämlichen Seuche befallen zu werden, fleißig Knoblauch essen, und zwar früh nüchtern und abends um 3 Uhr oder später und einen Trunk Essig dazutun.«

Dann gab's noch praktische Tips für die Hausfrau: »Der Knoblauch verhütet auch das Gerinnen oder Sauerwerden von Milch, wenn man ein oder zwei Zwiebeln nach verschiedener Quantität der Milch in dieselbe hineinwirft, welches zur Sommerzeit einige Bauernweiber fleißig tun.«

Und schließlich heißt es: »Der Nutzen des Knoblauchs als Arznei ist gleichfalls trefflich. Davon hat man in den Apotheken das gebrannte Wasser und eine Giftlatwerge (elect de alio). Der Knoblauch wird unter diejenigen Kräuter gesetzt, welche zerteilen, säubern, eröffnen usw., welche die Verdauung fördern. Er ist ein gutes Schweißmittel und treibt den Urin und widersteht dem Gift.« Den Knoblauchsaft, so wurde in dem Blatt empfohlen, solle man am besten bei »vollem Mond« trinken.

Wegen seiner günstigen Wirkung auf arteriosklerotische Prozesse, auf erhöhten Blutdruck und matten Kreislauf ist der Knoblauch heute in seiner medizinischen Bedeutung ebenso geschätzt wie als Helfer bei Magen- und Darmstörungen. Auch als Gewürz gewinnt er immer neue Freunde.

Besonderer Nachteil: sein typischer, unangenehmer Geruch, der sich kaum unterdrücken läßt. Er stammt von seinen Hauptinhaltsstoffen, ätherischen Ölen, die aus verschiedenen Schwefelverbindungen bestehen. Weitere Inhaltsstoffe: Fermente, Vitamine und hormonartige Stoffe, die mit zu seiner tonisierenden Wirkung auf die Gefäße beitragen.

Häufiger Knoblauchgenuß, wie er von Kennern gefordert wird, schenkt uns zwar nicht die ewige Jugend, aber vielleicht gesündere Tage.

Ein- oder mehrmals täglich eine Zehe auf einem getoasteten Schwarzbrot zerreiben.

Knoblauchöl, das im Handel angeboten wird, ist auch leicht

selbst zuzubereiten (ein Teil Knoblauchzehen in zwei Teilen Oli-
venöl eine Woche ziehen lassen und dann abseihen). Tropfen
davon können dem Salat beigegeben werden.

Allicin im Knoblauch wirkt gegen Bakterien sowie gegen bestimmte Pilze, regt die Gallensaftproduktion an und wirkt
krampflösend sowie allgemein kräftigend. Außerdem gefäß-
erweiternd und entspannend.

In größeren Mengen genossen, kann Knoblauch gesundheits-
schädlich (besonders für Kinder) sein. Es gibt auch Menschen,
die schon auf Spuren von Knoblauch »allergisch« reagieren, das
heißt mit schweren Magen-Darm-Verstimmungen. Sie müssen
Knoblauch meiden.

Petersilie

Kraut und Wurzeln der Petersilie verwendete die Klosterküche
zu Fleischspeisen, für Suppen, Brühen und ähnliches. Seit min-
destens 2500 Jahren wird das Kraut aber auch als Heilmittel verwendet.

Freilich ist nicht jede früher empfohlene Anwendung heute
noch zweckmäßig.

»Innerlich, als Arznei genommen, hat Petersilie die Kräfte zu
zerteilen, zu öffnen, zu wärmen und zu reinigen. Deshalb wird
die Wurzel in den Apotheken unter die fünf größten eröffnenden Wurzeln genommen«, heißt es in einem Zeugnis aus dem
18. Jahrhundert. »Wider Blutspeien stoße man frisches Petersi-
lienkraut und nehme den Saft davon morgens und abends mit
Honigwasser. Wider das gewöhnliche morgendliche Erbrechen
– besonders der Wein- und Bierliebhaber – siede man frische Petersilie mit Basilikum und gebe ein wenig Wermuth hinzu sowie
Zimt und Carmonienkörner.« Auch bei Hüft-, Lenden- und
Rückgratschmerzen glaubte man, daß Petersiliensaft helfen könne.

Aus heutiger Sicht absolut zweckmäßig war dagegen die Empfehlung: »Für verhaltenen Urin nehme man Petersiliensame und

frisches Brunnenwasser und trinke davon.« Die medizinischen Forscher wissen heute, daß Petersiliensamen Apiol sowie verschiedene Glykoside enthalten, die unter anderem auch die harnableitenden Organe anregen. Etwas später heißt es in der erwähnten Schrift: »Den Kindbetterinnen, so sagen einige, soll man nicht Petersilchen unter die Speisen mischen.« Auch das ist richtig. Die erwähnten Inhaltsstoffe regen auch den Uterus an. Sie sind deshalb für Schwangere sehr gefährlich, weil sie zu Fehlgeburten führen können.

Petersilie wurde im Klostergarten als außerordentlich wichtig angesehen. Von dieser Einstellung leitet sich vermutlich das Sprichwort ab: »Einem ist die Petersilie verhagelt worden.« (Dies bedeutet, daß einem etwas besonders Unangenehmes passiert ist.) Frische Petersilie ist eine außerordentlich wichtige Vitamin-C-Quelle. Aus der getrockneten Wurzel des Krautes, das sich in jedem Garten leicht ziehen läßt, kann zudem ein entwässernd wirkender Tee bereitet werden. Ein bis zwei Teelöffel dieser zerkleinerten Wurzel werden mit einer Tasse kochendem Wasser übergossen (etwa 150 Milliliter) und nach zehn Minuten abgeseiht. Aber größere Mengen der Inhaltsstoffe können auch gefährlich sein.

Zwiebel

»Sie ist in der Hauswirtschaft und zur Arznei recht zu benutzen…« heißt es in einer Schrift aus dem 18. Jahrhundert, und der Autor fährt fort: »Die Beschreibung dieser jedermann bekannten Wurzel ist unnötig, der Gebrauch in Küchen und in der Ökonomie ist alltäglich.« Schon im Mittelalter kannten die Klostergärtner verschiedene Zwiebelarten. Importiert wurden die großen »afrikanischen«, die kleineren »spanischen«, die aber immer noch größer waren als die deutschen.

»Es ist zu vermerken«, betont der Autor weiter, »daß die ausländischen Zwiebeln zur Speise zwar besser sind, die unsrigen aber zur Arznei verdienlicher gehalten werden.«

Die Pharaonen, so wird berichtet, ließen den Sklaven, die ihre Pyramiden bauten, zu den Mahlzeiten große Mengen Zwiebeln – ebenso wie Knoblauch – austeilen. Dadurch sollten sie vor Infektionen geschützt werden. Damit lagen die alten ägyptischen Herrscher richtig. Denn heute wissen wir, daß die Zwiebel ein ätherisches Öl enthält, das gegen krankmachende Keime, auch Viren, schützt.

Man sagt diesem scharfen Gewürz auch nach, daß es das Liebesleben beflügeln kann. Deshalb wurde in den Küchen der Könige und Kurfürsten der früheren galanten Epochen auch kräftig Gebrauch von der Zwiebel gemacht.

Für viele überlieferte Therapievorschläge, die die Zwiebel betreffen, gibt es keine wissenschaftliche Begründung. Ja, wir wissen heute, daß sie größtenteils falsch waren. Die Aussage des alten Sprichworts: »Knoblauch und Zwiebel vertreiben alles Übel«, ist sicher eine Übertreibung. Doch die tägliche Verwendung der Zwiebel in der Küche ist zweifellos ein wichtiger Teil der Gesundheitsvorsorge.

Die Inhaltsstoffe der Zwiebel, die beißenden Lauchöle, die beim Schneiden die Tränen in die Augen treiben, regen den Kreislauf an. Wie Kümmel, Pfeffer oder Rettich wirken sie auf die Galle: sie steigern die Gallensekretion der Leberzellen. In der Medizin bezeichnet man derartige Mittel als Choleretika.

Sellerie

Bis ins 17. Jahrhundert hinein fast ausschließlich in Klostergärten angebaut wurde der Sellerie. Die mittelalterliche Medizin zählte die bekannte Garten- und Küchenpflanze ebenso zu den »fünf eröffnenden Wurzeln«.

In einer Kräuterbeschreibung aus dem Jahr 1775 werden eine ganze Anzahl von Anwendungsbeispielen genannt, die heute natürlich nicht mehr gelten. So wird Sellerie gegen »faule, offene Geschwüre« und bei »stockender Milch in Frauenbrüsten« empfohlen. Außerdem zur Anregung der Sinneslust. Dafür steht auch der Bauernspruch: »Wüßte der Mann, was der Sellerie wert ist, füllt' er mit ihm sein ganzes Gärtchen.« Man nahm an, dieses nahrhafte Gemüse wäre ein stark liebesförderndes Mittel, und zwar kurioserweise sowohl äußerlich als auch innerlich angewandt. Die moderne Medizin hat dafür keine Bestätigung gefunden. Dafür wurde im Sellerie eine ganze Reihe von Inhaltsstoffen entdeckt, die im Magen- und Darmtrakt verdauungsfördernd, blähungstreibend und krampflösend wirken. Eventuell hat die harntreibende Wirkung einen gewissen Reizeffekt auf das Genitale und daher zur Annahme einer Erhöhung der Liebeslust geführt.

Meerrettich

Meerrettich oder Kren kam vermutlich erst um das Jahr 1000 aus Südosteuropa in die mittelalterlichen Klostergärten, wurde jedoch sehr schnell beliebt. Hieronymus Bock (1498–1554) schreibt in seinem berühmten Kräuterbuch: »Meerrettich, klein zerschnitten, zerstoßen, mit Salz und Essig bereitet ergibt eine gute Beigabe zu Fisch und Fleisch.« Bock erwähnt aber auch: »Der Meerrettich ist in Geschmack und Geruch derart stark, daß er die Augen übertreibt.« In alten Klosterbüchern findet man den Hinweis: »Aus einer uralten, wunderlichen Tradition pflegt man alljährlich diese Wurzeln roh mit einer Portion Kalbsbraten am Ostertag nüchtern zu essen...« Man empfahl Meerrettich bei Nierensteinen und bei Menstruationsstörungen.
»Hektischen Personen« empfahl man, ihn mit Huflattichwasser zu trinken. Auch half er früher auf den Segelschiffen, den Skorbut zu verhindern. Heute weiß man, daß Meerrettich das Senföl-Glucosid Sinigrin und andere Inhaltsstoffe enthält. Sie rufen nicht nur den scharfen Geruch hervor, sie wirken auch appetit- und verdauungsanregend und fördern die Produktion von Speichel, Magen- und Gallensäften.

Mohrrüben

Die gelben Rüben galten im Mittelalter als wahre Wundermittel.
Ein Arzt namens Tessot empfahl in seinem Buch »Anleitung für
das Landvolk« das Gemüse sogar für Geschwulstkrankheiten.
Das grüne Kraut wurde gestoßen und wie Pflaster auf Ge-
schwüre gelegt. Es sollte auch gegen Nierensteine helfen. Gelbe-
Rüben-Samen zu Pulver gestoßen und mit Wein eingenommen
galten als blutreinigend und sogar als liebesförderndes Mittel.
Der Anbau wurde im »Capitulare de villis« von Kaiser Karl dem
Großen empfohlen, in seinem großen Anbau- und Kultivie-
rungsplan, der um 800 entstand.
Heute weiß man, daß die gelben Rüben, Mohrrüben oder Karot-
ten in erster Linie ein besonders gut verträgliches Gemüse sind.
Sie gelten als beste Diät bei Durchfallerkrankungen. Wichtig für
Mütter: Man kann den Babys bereits nach wenigen Monaten ne-
ben der Muttermilch zusätzlich Karotten geben.

Kresse

Die Kresse gehört zu den ältesten Gemüse- und Arzneipflanzen.
Griechen und Römer kannten sie bereits, und Mönche entwik-
kelten deren Anwendungsvorschläge weiter. Schon in den alten
Klosterbüchern wurden aus Kresse schmackhafte Suppen und
Salate hergestellt – besonders für rheuma- und gichtkranke Or-
densangehörige, die nach dem Genuß von Kressegerichten oft
Erleichterung empfanden. Heute weiß man auch warum: Das
Senföl-Glykosid Glykonasturtiin, das erst vor 45 Jahren entdeckt
wurde, fördert die Durchblutung, wirkt ausschwemmend und
sogar gegen verschiedene Bakterien. Die ebenfalls enthaltenen
Bitterstoffe beeinflussen die Magensaftproduktion und die
Darmtätigkeit positiv.

Register